JN194407

人工臓器治療の落とし穴

JKAO

監修 日本人工臓器学会編集委員会

編集 徳永滋彦
百瀬直樹
宮川　繁

■ 監修

日本人工臓器学会編集委員会

■ 編集

徳永滋彦	JCHO 九州病院心臓血管外科
百瀬直樹	自治医科大学附属さいたま医療センター臨床工学部
宮川　繁	大阪大学大学院医学系研究科心臓血管外科

■ 編集協力

安野　誠	群馬県立心臓血管センター技術部臨床工学課
後藤　武	弘前大学医学部附属病院臨床工学部
峰松佑輔	大阪大学医学部附属病院臨床工学部
花﨑和弘	高知大学医学部附属病院

■ 執筆（執筆順）

百瀬直樹	自治医科大学附属さいたま医療センター臨床工学部
山村光弘	兵庫医科大学心臓血管外科
比嘉勇吾	浦添総合病院 ME 科
山城　翼	国際医療福祉大学臨床工学特別専攻科
後藤健宏	三重大学医学部附属病院臨床工学部
長谷川武生	札幌医科大学附属病院臨床工学部
青木　暢	上尾中央総合病院臨床工学科
岡田隆之	関西医科大学心臓血管外科学講座
安野　誠	群馬県立心臓血管センター技術部臨床工学課
丹木義和	東京医科大学八王子医療センター臨床工学部
清水敬樹	東京都立多摩総合医療センター ECMO センター
後藤　武	弘前大学医学部附属病院臨床工学部
近藤　徹	名古屋大学医学部附属病院循環器内科
濱口　純	東京都立多摩総合医療センター ECMO センター
安田　徹	自治医科大学附属さいたま医療センター臨床工学部
立山　洸	草津ハートセンター臨床工学部
徳永滋彦	JCHO 九州病院心臓血管外科
鈴木健一	日本医科大学付属病院 ME 部
田所直樹	国立循環器病研究センター心臓外科
福嶌五月	国立循環器病研究センター心臓外科
堤　悠亮	九州大学病院医療技術部臨床工学部門
定松慎矢	九州大学病院医療技術部臨床工学部門
齋藤　聡	東京女子医科大学心臓血管外科
飯塚　慶	東京女子医科大学心臓血管外科
園田拓道	九州大学病院心臓血管外科
塩瀬　明	九州大学大学院医学研究院循環器外科学
松永章吾	九州大学病院心臓血管外科
牛島智基	九州大学大学院医学研究院重症心肺不全講座

塩崎悠司	東京女子医科大学心臓血管外科
市原有起	東京女子医科大学心臓血管外科
南　義成	東京女子医科大学循環器内科
戸田宏一	獨協医科大学埼玉医療センター心臓血管外科
西村　隆	愛媛大学大学院医学系研究科心臓血管・呼吸器外科学講座
曽根麻衣子	東京女子医科大学循環器内科
西岡　宏	国立循環器病研究センター臨床工学部
柏　公一	東京大学医学部附属病院臨床工学部
高木数実	久留米大学医学部外科学講座心臓血管外科
開　正宏	日本赤十字社愛知医療センター名古屋第一病院臨床工学科
渡邉直貴	九州大学病院医療技術部臨床工学部門
峰松佑輔	大阪大学医学部附属病院臨床工学部
仁田原洸	九州大学病院医療技術部臨床工学部門
山本奈緒	高知大学医学部附属病院臨床工学部
前田広道	高知大学医学部外科学講座外科
宗景匡哉	高知大学医学部外科学講座外科
壬生季代	高知大学医学部附属病院看護部・救急部
北川博之	高知大学医学部外科学講座外科

監修の序

　日本における開心術の歴史を紐解きますと，1956 年 Fallot 四徴症に対する根治手術が行われ，その後数々の術式が開発され，現在では大変素晴らしい成績が示されており，開心術はほぼ完成の域に達したかと思います．この偉業の基盤となったのは人工心肺の発展であることは言うまでもありません．また，本書にも取り上げられている透析治療や人工膵臓などの代替臓器も目覚ましい発展を遂げており，人類の生命予後を飛躍的に延長させていることは自明の理かと思います．

　一方で，このような目覚ましい発展を遂げている人工臓器治療ですが，それを扱う医師，臨床工学技士，そして看護師にとっては，その技術革新に追い付いていくのも大変であることも事実です．特に，人工臓器治療には様々なピットフォールがあり，それが患者の生命に直結することは言うまでもありません．今後の人工臓器治療のさらなる発展を確固たるものにし，患者に対して未来永劫恩恵をもたらしていくためには，これまでの人工臓器治療の歴史，成績を真摯に検証しつつ，人工臓器治療の落とし穴をしっかりピックアップし，その解決法を一つ一つ明確にしていく作業が重要かと思います．

　本書は，上記のような人工臓器治療の落とし穴を丁寧に拾い上げ，各分野のエキスパートの先生がその解決方法，そしてこれまで培ってこられたノウハウを丁寧に解説されています．本書を御覧いただけるだけで，人工臓器治療の素晴らしさを再認識していただくと同時に，実臨床の現場で人工臓器治療の落とし穴に自然と気づいて，何事もなくしっかり対処していただけるかと思います．本書を手にされている現場の方々におかれましては，人工臓器治療を行われる際には，本書を座右の書として使い，人工臓器を安全に運用していただくことを願ってやみません．

　本書の編集にご尽力いただいた徳永滋彦先生，百瀬直樹先生に厚くお礼を申し上げると同時に，ご監修いただいた日本人工臓器学会編集委員会の先生方，各パートをご執筆いただいた先生方，本企画をご承認いただいた日本人工臓器学会理事会，そして本書を出版していただいた南江堂に深く感謝申し上げます．

　2024 年 11 月

日本人工臓器学会編集委員会 委員長
大阪大学大学院医学系研究科心臓血管外科　宮川　繁

序　文

　2024年3月に私の専門分野である心臓血管外科領域に関する『心臓血管外科手術の落とし穴』という本が南江堂より発刊された．これは，これまで心臓血管外科医として私が過ごした年数よりも残りの時間のほうが圧倒的に少なくなってきた今，かつて経験した落とし穴という財産をそのまま持って消えていくのももったいない話だと思い，知り合いの先生方に声をかけて完成したものである．既存の出版物で活字となったことのない内容も多数含まれており，これが結構な反響をもって若い心臓血管外科医を中心にかなり読まれているとのことである．

　今回，その人工臓器版ということで日本人工臓器学会のバックアップを受けて完成したのが本書『人工臓器治療の落とし穴』である．われわれが人工臓器治療に携わるうえで参考となる優れたテキストブックはいくつもあるが，それらを参考にきちんとした治療を施すためには，その足元が安定していなくては往々にして足をすくわれてしまい，悲惨な結果に陥ってしまう．ある失敗を臨床現場で仕出かしたとき，多くの場合過去に誰かがどこかで同じことをやらかしているものである．しかしそれはなかなか恥ずかしくて外には言えず，その施設内での秘め事になっていたりする．臨床現場での落とし穴，罠，地雷というのはいたるところに潜んでいるが，前もってその場所を把握していればかなりのものが回避可能である．今回，日本人工臓器学会全会員にこれまでに見たことがある，聞いたことがある，やってしまったことがある様々なやらかし体験を募ってそれを編集した．本書はいわゆる標準的なテキストブックではないが，全国の現場で人工臓器に携わり生身の患者と向き合うプロの面々によって執筆されたその内容は非常に臨場感に溢れたものであり，編集に携わった私自身がついつい時間を忘れて読み耽ったほどである．多くの皆さんとこのやらかし特集を共有したい．

　本書作成にあたり，多忙な中これまでの経験をもとに寄稿いただいた分担執筆の先生方，編集にご協力いただいた先生方に心より感謝申し上げる．また素晴らしいアイディアを幾度となく提供いただいた百瀬直樹先生，日本人工臓器学会との調整を円滑に進めいていただいた宮川繁先生にも感謝を申し上げる．そして本書発刊のためにご尽力いただいた南江堂の杉山孝男氏，高橋龍之介氏，八幡晃司氏に深く御礼を申し上げたい．

　本書が人工臓器に携わる皆さんの日々の臨床において，落とし穴を回避し足元を固めて確実な人工臓器治療を行うことができる一助とならんことを祈念して．

2024年11月

JCHO 九州病院心臓血管外科　德永 滋彦

目　次

第I章　人工心肺の落とし穴

1. ヘパリンに関する落とし穴
   - a. 開胸時の大出血 ・・・・・・・・・・・・・・・・・・・・・・・・・ 百瀬直樹　2
   - b. ヘパリンの未投与 ・・・・・・・・・・・・・・・・・・・・・・ 百瀬直樹　3
2. プロタミンに関する落とし穴
   - a. 体外循環中のプロタミン誤薬 ・・・・・・・・・・・・・ 百瀬直樹　4
   - b. プロタミン投与後の瀉血 ・・・・・・・・・・・・・・・・ 百瀬直樹　6
   - c. プロタミン投与後のサクションによる凝血 ・・・・・・・ 百瀬直樹　7
3. 血液回路組み立ての落とし穴
   - a. フィルターの上下逆接続 ・・・・・・・・・・・・・・・・ 山村光弘　8
   - コラム　血液回路組み立ての落とし穴 ・・・・・・・・・・・ 百瀬直樹　9
4. 冷温水槽の落とし穴
   - a. 電源供給コンセントの電圧 100 V が 200 V に変更 ・・・・・・・ 比嘉勇吾　10
   - b. 水回路つなぎ忘れ ・・・・・・・・・・・・・・・・・・・・ 比嘉勇吾　11
   - c. 水回路外れて噴水 ・・・・・・・・・・・・・・・・・・・・ 比嘉勇吾　12
5. 血液ポンプの落とし穴
   - a. 操作画面がブラックアウト ・・・・・・・・・・・・・・・ 山城　翼　13
   - b. ローラーポンプの不適切な圧閉度で逆流 ・・・・・・・・・ 山城　翼　15
6. 人工肺の落とし穴
   - a. 人工肺入口圧上昇 ・・・・・・・・・・・・・・・・・・・・ 後藤健宏　17
   - b. 酸素チューブの接続忘れ（意図せぬ外れ） ・・・・・・・・ 後藤健宏　18
7. 静脈血貯血槽の落とし穴
   - a. 静脈血貯血槽が溢れそうになった ・・・・・・・・・・・・ 長谷川武生　20
   - b. 心内血貯血槽が溢れた ・・・・・・・・・・・・・・・・・・ 長谷川武生　21
8. 陰圧吸引補助脱血の落とし穴
   - a. 貯血槽がへこんで液面が狂った ・・・・・・・・・・・・・ 百瀬直樹　22
   - b. 陽圧防止弁がきかず脱血不良 ・・・・・・・・・・・・・・ 百瀬直樹　24
   - c. 人工肺から空気を引き込んだ ・・・・・・・・・・・・・・ 百瀬直樹　25
   - コラム　便利な方法に潜む落とし穴「陰圧吸引補助脱血」 ・・・・ 百瀬直樹　26
9. 心筋保護の落とし穴
   - a. 注入ライン内多量空気の出現 ・・・・・・・・・・・・・・ 青木　暢　27
   - b. 心筋保護液のフィルターから空気が侵入 ・・・・・・・・・ 百瀬直樹　28
   - コラム　付属回路に潜む落とし穴「心筋保護液回路や脳送血回路」 ・・・ 百瀬直樹　29
   - c. 心筋保護液が多量に残血に混入 ・・・・・・・・・・・・・ 青木　暢　30
   - d. 逆行性心筋保護の圧調整を誤った ・・・・・・・・・・・・ 青木　暢　32
10. 送血・脱血に関する落とし穴
    - a. 大動脈カニューレが反対向きになって遮断鉗子で潰された ・・・・ 岡田隆之　33

b. 腋窩動脈送血で腕が浮腫 ・・・・・・・・・・・ 岡田隆之 35

c. 心尖部送血で送血カニューレが左室に脱落 ・・・・・・・・ 岡田隆之 36

d. 大腿動脈送血で下肢虚血 ・・・・・・・・・・・ 岡田隆之 37

e. 脱血カニューレが脱落して空気が大量に流入 ・・・・・・・ 岡田隆之 38

11. ベントの落とし穴

a. ポンプが逆回転してベントが逆流 ・・・・・・・・・・ 安野　誠 40

b. ベント回路の取り付け間違いから生じた逆流 ・・・・・・・ 安野　誠 42

第Ⅱ章　PCPS/ECMO の落とし穴

1. 補助が停止する落とし穴

a. 遠心ポンプの落とし穴 ・・・・・・・・・・・・ 丹木義和 44

b. ECMO 回路の落とし穴 ・・・・・・・・・・・・ 丹木義和 46

2. 患者移動時の落とし穴

a. 医療用ガスボンベの落とし穴 ・・・・・・・・・・ 後藤健宏 47

b. ECMO 装置の落とし穴 ・・・・・・・・・・・・ 後藤健宏 49

c. 内蔵バッテリーの落とし穴 ・・・・・・・・・・・ 後藤健宏 51

d. 手動装置の落とし穴 ・・・・・・・・・・・・・ 後藤健宏 52

3. 凝血に関する落とし穴

a. チューブ内血栓などの落とし穴 ・・・・・・・・・ 清水敬樹 53

b. 人工肺の凝血の落とし穴 ・・・・・・・・・・・ 後藤　武 55

c. ポンプ内血栓の落とし穴 ・・・・・・・・・・・ 清水敬樹 57

d. 左室内血栓の落とし穴 ・・・・・・・・・・・・ 近藤　徹 59

e. ECMO 回路に FFP が流れて人工肺凝固の落とし穴 ・・・ 濱口　純, 清水敬樹 61

f. 大動脈解離 OPE 後の ECMO 症例での HIT 発症 ・・・・・・・ 安田　徹 63

4. 回路に吸い込まれる落とし穴

a. 充填液バッグから空気が流入 ・・・・・・・・・・ 百瀬直樹 65

b. 深部静脈血栓が吸い込まれた ・・・・・・・・・・ 立山　洸 67

c. ガイドワイヤが吸い込まれた ・・・・・・・・・・ 百瀬直樹 69

コラム　陰圧に潜む落とし穴「脱血回路の危険性」 ・・・・・ 百瀬直樹 70

d. 脱血圧センサから空気が吸い込まれた ・・・・・・・ 百瀬直樹 71

5. 装置管理の落とし穴

a. 単位設定の違いによる低流量 ・・・・・・・・・・ 安野　誠 72

b. 流量計のトラブルによる計測誤差 ・・・・・・・・ 安野　誠 73

c. 回路の屈曲損傷 ・・・・・・・・・・・・・・・ 安野　誠 74

コラム　North-South syndrome ・・・・・・・・・ 徳永滋彦 75

6. ガス供給の落とし穴

a. ガスブレンダーの落とし穴 ・・・・・・・・・・・ 鈴木健一 76

b. 酸素チューブの落とし穴 ・・・・・・・・・・・・ 鈴木健一 77

7. カニューレの落とし穴

a. ECMO 脱血管の左房内迷入（経 PFO）・・・・・・・ 田所直樹, 福嶋五月 78

b. 緊急 V-A ECMO の AV 逆送脱血 ・・・・・・・・・ 田所直樹, 福嶋五月 80

8. 温度管理の落とし穴 ・・・・・・・・・・・・・・・・ 堤 悠亮，定松慎矢 81

9. 溶血の落とし穴 ・・・・・・・・・・・・・・・・・・・・・ 後藤健宏 82

第Ⅲ章 人工心臓（LVAD）植込み手術の落とし穴

1. ポンプポケット作成の落とし穴 ・・・・・・・・・ 齋藤 聡，飯塚 慶 84

2. インフロー（コアリング）に関する落とし穴
  a. コアリング時の右室穿孔 ・・・・・・・・・・ 田所直樹，福嶌五月 86
  b. インフロー（カフ縫着固定）に関する落とし穴 ・・・・ 園田拓道，塩瀬 明 88

3. アウトフローに関する落とし穴
  a. アウトフロー（長さ調整）に関する落とし穴 ・・・・・・ 松永章吾，塩瀬 明 90
  b. アウトフロー縫着（サイドクランプ）に関する落とし穴 ・ 松永章吾，塩瀬 明 92
  c. アウトフロー（血漿漏出による狭窄）に関する落とし穴 ・ 松永章吾，塩瀬 明 94
  d. アウトフロー接続（HeartMate 3）に関する落とし穴 ・・ 松永章吾，塩瀬 明 96

4. ドライブライン貫通に関する落とし穴 ・・・・・・・・ 牛島智基，塩瀬 明 98

5. 追加手術に関する落とし穴（僧帽弁，不整脈，再開胸） ・・・ 牛島智基，塩瀬 明 100

6. 人工心肺離脱時の落とし穴 ・・・・・・・・・・・ 齋藤 聡，塩崎悠司 102
  コラム Redo を考えての手術 ・・・・・・・・・・ 徳永滋彦 103

7. 植込み時左室内血栓によるポンプ不良 ・・・・・・・ 田所直樹，福嶌五月 104

8. ポンプ交換時の落とし穴 ・・・・・・・・・・・・ 齋藤 聡，市原有起 106
  コラム 医療とは自然治癒への人為的誘導 ・・・・・・・・ 徳永滋彦 107

9. LVAD 離脱手術の落とし穴 ・・・・・・・・・・・ 齋藤 聡，南 義成 108

10. Impella 駆動開始時の左室内血栓吸い込み ・・・・・ 田所直樹，福嶌五月 110

11. 植込型 LVAD から心移植時の落とし穴 ・・・・・・・・・・・ 戸田宏一 112

12. MICS-LVAD 植込みの落とし穴 ・・・・・・・・・・・・・ 戸田宏一 114

13. 左開胸 LVAD（Jarvik2000）植込みの落とし穴 ・・・・・・・・ 戸田宏一 116

14. 再開胸止血術の落とし穴 ・・・・・・・・・・・・・・・・ 西村 隆 118

15. Impella 挿入時のカニューレ内 AR による VF ・・・・・・・・ 徳永滋彦 120

第Ⅳ章 人工心臓（LVAD）管理の落とし穴

1. 体外式 VAD 接続部脱落による大出血 ・・・・・・・・ 田所直樹，福嶌五月 124

2. 消化管穿孔の合併 ・・・・・・・・・・・・・・ 齋藤 聡，曽根麻衣子 126
  コラム 初めての LVAD 患者の外出 ・・・・・・・・・・ 徳永滋彦 127

3. コントローラ交換の落とし穴 ・・・・・・・・・・ 齋藤 聡，市原有起 128
  コラム LVAD の音 ・・・・・・・・・・・・・・・・ 徳永滋彦 129

4. Impella 駆動中の溶血 ・・・・・・・・・・・・・・・・ 後藤健宏 130

5. 電源トラブルに関する落とし穴（HeartMateⅡ，HVAD） ・・・・・ 西岡 宏 132

6. ドライブラインの予期せぬ落とし穴 ・・・・・・・・・・・ 西岡 宏 133

7. 症状に関する落とし穴 ・・・・・・・・・・・・・・・・ 西岡 宏 135

8. ドライブライン感染に関する落とし穴 ・・・・・・・・・・ 西村 隆 137

9. 頭蓋内出血に関する落とし穴 ・・・・・・・・・・・・・・ 西村 隆 139

10. 抗凝固療法に関する落とし穴 ・・・・・・・・・・・・・・ 西村 隆 141

xi

11. 血液ポンプ停止の落とし穴（人工心臓の非標準化）・・・・・・・・・・・・・・・・・ 柏　公一 143
12. 製造販売業者からの案内の落とし穴（患者本位でない）・・・・・・・・・ 柏　公一 145
13. 退院プログラム施行中の落とし穴 ・・・・・・・・・・・・・・・・・・・・・・・・・・・・・・・・ 柏　公一 147
14. ECPELLA 中の胸部下行大動脈における血栓形成 ・・・・・・・・・・・ 高木数実 149

第V章　人工呼吸器の落とし穴

1. 自発呼吸による落とし穴 ・・・・・・・・・・・・・・・・・・・・・・・・・・・・・・・・・・・・・・ 開　正宏 152
   コラム　人工呼吸療法のトラブルに強くなろう！ ・・・・・・・・・・・・・・・ 開　正宏 153
   コラム　多くの生命維持管理装置を用いている際は特に 1 つの機器だけを見ないこと！
   　　　　　　　　　・・・ 開　正宏 153
2. 気道内圧による落とし穴 ・・・・・・・・・・・・・・・・・・・・・・・・・・・・・・・・・・・・・ 開　正宏 154
3. 加温加湿器の落とし穴 ・・・・・・・・・・・・・・・・・・・・・・・・・・・・・・・・・・・・・・・ 後藤　武 156
4. 人工鼻の落とし穴 ・・・ 後藤　武 158
5. 人工呼吸器に再接続した際に再開しそこね SpO_2 低下 ・・・・ 田所直樹, 福嶌五月 160
6. 人工呼吸器の呼気・吸気の接続間違い ・・・・・・・・・・・・・・・・・ 渡邉直貴, 定松慎矢 162
7. PEEP 弁使用のバッグバルブマスク換気による心停止 ・・・・・・・ 徳永滋彦 164
   コラム　命の完全おまかせ状態 ・・・・・・・・・・・・・・・・・・・・・・・・・・・・・・ 徳永滋彦 165

第VI章　血液浄化治療の落とし穴

1. バスキュラーアクセスの落とし穴（穿刺位置と再循環）・・・・・・・・ 峰松佑輔 168
2. バスキュラーアクセスカテーテルが静脈ではなく動脈に留置されていた場合の落とし穴
   　・・・ 仁田原洸, 定松慎矢 170
3. 血液浄化中の血液製剤，薬剤の投与の落とし穴（分離除去の可能性）・・ 峰松佑輔 172
4. 白色血栓による回路凝固 ・・・・・・・・・・・・・・・・・・・・・・・・・・・・・・・・・・・・ 峰松佑輔 174
5. 血液浄化器別の膜間圧力差（TMP）と分離操作 ・・・・・・・・・・・・・ 峰松佑輔 176
6. 血液浄化器別の洗浄量 ・・・・・・・・・・・・・・・・・・・・・・・・・・・・・・・・・・・・・ 峰松佑輔 178
7. 荷電を帯びた血液浄化器 ・・・・・・・・・・・・・・・・・・・・・・・・・・・・・・・・・・・ 峰松佑輔 180
8. 血漿交換時の置換液濃度による循環血液量変動 ・・・・・・・・・・・・・ 峰松佑輔 182
9. 血漿吸着療法中の急激な循環血液量変動 ・・・・・・・・・・・・・・・・・・・ 峰松佑輔 184

第VII章　人工膵臓の落とし穴

1. 装置準備の落とし穴 ・・・・・・・・・・・・・・・・・・・・・・・・・・・・・・・ 山本奈緒, 前田広道 186
2. 人工膵臓設定の落とし穴 ・・・・・・・・・・・・・・・・・・・・・・・・・・・ 宗景匡哉, 前田広道 188
3. 治療中断の落とし穴 ・・・・・・・・・・・・・・・・・・・・・・・・・・・・・・・ 壬生季代, 前田広道 190
4. 治療再開の落とし穴 ・・・・・・・・・・・・・・・・・・・・・・・・・・・・・・・ 北川博之, 前田広道 192
5. 血糖誤差の落とし穴 ・・・・・・・・・・・・・・・・・・・・・・・・・・・・・・・ 宗景匡哉, 前田広道 194
6. 人工膵臓稼働中の急激な血糖変動 ・・・・・・・・・・・・・・・・・・・・・・・・・・ 前田広道 196

索引 ・・ 199

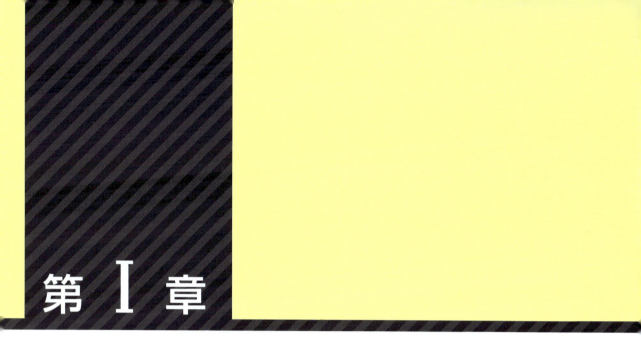

第 I 章

人工心肺の落とし穴

第Ⅰ章　人工心肺の落とし穴

1. ヘパリンに関する落とし穴

a. 開胸時の大出血

落とし穴の紹介

事例

　上行大動脈置換術後の患者に対して弓部大動脈置換術を行うことになった．再手術のため，開胸時の出血に備えて自己血回収装置と人工心肺装置をセットアップするとともに，大腿動脈と大腿静脈を露出させ，短時間で体外循環が行える体制としていた．

　前の手術で取り付けてあった胸骨ワイヤを取り除いていたところ，血圧が低下し始めた．体外循環を始めるため，外科医は大腿動脈からの送血カニューレの挿入を開始すると同時に開胸を進めた．すると開胸した部分から大量の出血が起こったため，出血を自己血回収装置で吸引し，点滴ラインから返血を試みた．しかし返血できる量より出血量が多く，循環動態が悪化して脈がほとんどない状態に陥った．

　麻酔科医は大腿動脈からの送血カニューレ挿入に先立ち，点滴ラインからヘパリンを投与した．投与後の ACT の確認ができていなかったが，ショック状態であったため，人工心肺のサクションを開始して，人工心肺からの返血を開始した．ところが，回収した血液が貯血槽内で固まり始めたため，人工心肺からの返血ができない状態になった．

　直ちに貯血槽を交換して，体外循環を確立させたが，この間は低血圧の状態が続いた．

事例の分析

　人工心肺による回収血の返血や体外循環を開始するためには，適正なヘパリン投与によって全身の血液の凝固能を抑えなければならない．しかし，自己脈がなくなると投与したヘパリンは投与した点滴針付近の血管内に停滞し全身に回らず，一部の血液しか凝固能が抑えられないままとなる．この事例では，このような状況でヘパリン化されていない血液を人工心肺のサクションで回収したため，貯血槽内で凝血し返血できなくなった．

　幸いこの事例は貯血槽の交換で体外循環が開始できたが，貯血槽内で凝血していることに気づかず，凝血魂を人工肺まで送ってしまっていたら，体外循環回路を廃棄し再び回路を組み立て充填しなければ体外循環は行えないため，危機的状況に陥ったはずである．

落とし穴の回避法と対処法

回避法

✔体外循環が必要と判断されたら，直ちにヘパリンを投与する．

✔ヘパリンが投与される前に胸腔内などに出血した血液はヘパリン化されていない可能性が高いので，人工心肺には吸引しない．

対処法

✔凝固抑制ができていない可能性のある出血を人工心肺のサクション回路で吸引せざるを得ない場合には，貯血槽にヘパリンを投与するだけでなく，術野にもヘパリンを撒きながらサクションで吸引する．

✔貯血槽に凝血がみられたら返血は行わず，サクションポンプを止め貯血槽の交換の準備を進める．

✔凝血が人工肺に達し，送血圧が上昇し始めたら返血はあきらめ，早急に体外循環回路全体を交換する．回路が詰まりかかっているにもかかわらず，無理をして返血すると凝血塊を大動脈に送りかねないので送血回路の凝血には注意する．

第Ⅰ章　人工心肺の落とし穴

1. ヘパリンに関する落とし穴

b. ヘパリンの未投与

落とし穴の紹介

■ 事例

　急性大動脈解離に対する弓部大動脈置換術を緊急手術で行うことになった．前医で抗凝固薬が処方されていたので，術後は止血に難渋するのではないかと心配していた．

　手術が始まり麻酔科医から ACT が 480 秒を超えたとコールがあった．そのため臨床工学技士はサクションを開始し，外科医は送血カニューレと脱血カニューレの挿入を始めた．

　臨床工学技士が人工心肺記録にヘパリン量を記録するため，麻酔科医に投与したヘパリン量を尋ねたところ，まだヘパリンは投与していないとのことだった．外科医は慌てて，麻酔科医にヘパリン投与を依頼し，臨床工学技士はサクションポンプを止めた．

■ 事例の分析

　慌ただしい緊急手術だったこともあり，ACT の値の延長だけでヘパリン投与されたものと思い込んでしまった．万一，ヘパリンが未投与の状態で体外循環を開始していたら，回路内で凝血して途中で体外循環が停止していた可能性が高かった．

　この事例のように，抗凝固薬が処方されている場合には，その作用のため ACT が延びることもある．緊急手術では内服していた薬が確認できないことも多い．また，ACT 測定のための採血に血圧測定ラインを満たしているヘパリン加生食がわずかでも混入していると，本来の凝固時間より ACT の測定値がかなり延びることになる．よって，ACT 値ありきではなく，適正なヘパリン投与も確認する必要がある．

落とし穴の回避法と対処法

■ 回避法

✔万一，ヘパリンが未投与の状態で体外循環を開始していたら，回路内で凝血して途中で体外循環が停止するため，致命的な事故となる．全身レベルの血栓症になる可能性も高いので，外科医はヘパリン投与を確実に指示する．

✔臨床工学技士もヘパリン投与量と ACT 値を確認してサクションを開始する．

■ 対処法

✔サクションの回収血が凝血したらヘパリンを患者に投与するとともに，貯血槽にもヘパリンを投与する．回路のどこまで凝血しているのかをチェックする．

✔凝血している部分は早急に交換する．

3

第Ⅰ章　人工心肺の落とし穴

2. プロタミンに関する落とし穴
a. 体外循環中のプロタミン誤薬

落とし穴の紹介

■ 事例

　体外循環下の僧帽弁形成手術も終盤となり，大動脈遮断解除に先立ち，手術台を傾けて心臓内部に残留した気泡を抜いた．大動脈の遮断を解除し，心機能の回復を見ながら離脱に向けて体外循環が維持されていた．外科医は傾いた手術台の位置を戻してもらおうと麻酔科医に「リバースしてください」と依頼した．麻酔科医は「わかりました」と応えて，血液の凝固能を戻すため，プロタミンの投与を始めた．

■ 事例の分析

　この事例は二つの思い込みで起きている．外科医が依頼した手術台を戻してもらう「リバース」を，麻酔科医はいつもの開心術の流れで，凝固能を戻す（ヘパリンをプロタミンで中和する）「リバース」の指示と思い込んでしまった．そして，麻酔科医は体外循環が停止しているものと思い込んでいた．実は，麻酔科側から人工心肺装置を覗き込んでも図1に示すような視野であり，体外循環が停止しているかは見た目では判断できないのである．体外循環が停止しているか否かを確実に認識できるのは体外循環そのものを行う臨床工学技士である．

　体外循環ではヘパリンによる強力な抗凝固が必須である．万一，体外循環中にヘパリンの拮抗薬であるプロタミンを投与してしまい凝固能が戻れば直ちに回路内で凝血が起こり，形成された血栓は人工肺や送血フィルターに詰まって体外循環継続が不可能となる．心停止下で体外循環が止まれば生命維持は困難になるが，人工心肺の血液回路をすべて交換するまで，体外循環は再開できない．また，送血回路で形成された血栓は，送血カニューレから大動脈に送られてしまい，脳をはじめとする全身の臓器で血栓塞栓症を起こす．よって体外循環中のプロタミンの誤薬は致命的な事故になる．

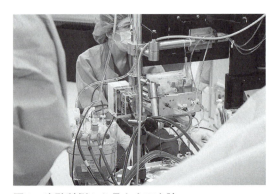

図1　麻酔科側から見た人工心肺

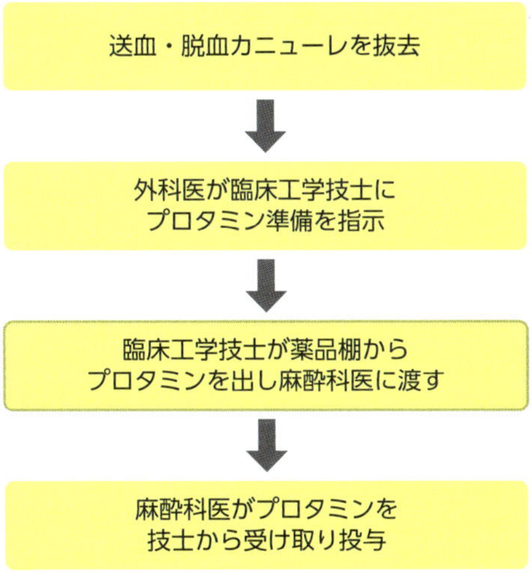

```
┌─────────────────────────┐
│   送血・脱血カニューレを抜去   │
└─────────────────────────┘
             ↓
┌─────────────────────────┐
│   外科医が臨床工学技士に      │
│   プロタミン準備を指示        │
└─────────────────────────┘
             ↓
┌─────────────────────────┐
│   臨床工学技士が薬品棚から     │
│   プロタミンを出し麻酔科医に渡す │
└─────────────────────────┘
             ↓
┌─────────────────────────┐
│   麻酔科医がプロタミンを       │
│   技士から受け取り投与        │
└─────────────────────────┘
```

図2　臨床工学技士を組み込んだプロタミン
　　　投与のプロセス

臨床工学技士が投与のプロセスにかかわっていることが重要

落とし穴の回避法と対処法

■ 回避法

✔ 具体的かつ適正用語での指示，指示の復唱の徹底する．
✔ プロタミン投与のプロセスに体外循環を行う臨床工学技士を関与させる（図2）．

■ 対処法

✔ 体外循環中に誤ってプロタミンが投与されたら直ちに体外循環を停止させて，患者と人工心肺の双方にヘパリンを投与する．送血回路と脱血回路を結ぶ再循環回路を開けて循環できるか確認する．送血回路に血栓のないことを確認したら，体外循環を再開する．
✔ 体外循環からの離脱が可能ならそのまま離脱する．
✔ 人工心肺回路に凝血があり，体外循環からの離脱不能であれば人工心肺回路は破棄して，PCPS回路などで早急に補助循環を開始する．

第Ⅰ章　人工心肺の落とし穴

2. プロタミンに関する落とし穴

b. プロタミン投与後の瀉血

落とし穴の紹介

■ 事例

　僧帽弁形成手術を行い，体外循環から離脱した．止血も順調であり，脱血カニューレを抜去した．体外循環回路の残血を患者に返血するため，送血カニューレは抜去せずにプロタミン投与を開始した．体外循環技士は血圧を見ながら貯血槽の血液を患者に返血していたが，貯血槽の血液がなくなってきたので，脱血回路内に残る血液を貯血槽に導くため回路の鉗子を外し，貯血槽の液面が上がってくるのを確認した．しばらくすると患者監視モニタがアラームを発し，麻酔科医が「あれ血圧がない！」，外科医が「あっ心臓がペシャンコだ！」と叫んだ．技士が貯血槽を見ると，溢れんばかりの血液が溜っていた．

　技士は脱血回路を開けるつもりが，誤って送血回路の鉗子を開けてしまい，患者の体内の血液を人工心肺側に瀉血させてしまったことに気づいた．慌てて遠心ポンプを回して返血を始めたが，送血圧が上昇して返血できなくなってしまった．よく見ると瀉血された血液が固まっており人工肺を詰まらせていた．

　直ちに送血回路を遮断し，麻酔科側の点滴ラインから輸血と補液を行い，血圧を確保したが，低血圧の状態が長く続いた．

■ 事例の分析

　体外循環の送血・脱血回路は太く，体外循環の停止中に回路を開けてしまうと瞬時に大量の血液を瀉血することになる．当然患者はボリュームを失うので血液循環は破綻する．

　このとき，プロタミンがすでに投与されていれば，体外循環回路内で凝固して返血できなくなる．凝血した体外循環回路は使えなくなるので，体外循環の再開は難しくなる．

　事例では遠心ポンプであったため，送血回路を開けたとたんに逆流する形で瀉血されたが，ローラーポンプでもポンプチューブをポンプから外せば逆流する．再循環回路や採血ポートなどを誤って開けても瀉血される．

　瀉血しなくとも，プロタミン投与後は血管内に挿入されている送血カニューレ先端部で血栓が形成され，これが塞栓症の原因となる．

落とし穴の回避法と対処法

■ 回避法

✔ 送血・脱血カニューレ双方を抜去してプロタミンを投与する．

✔ 人工心肺からの返血が必要であれば，送血回路に細いエクステンションチューブをつなげ，麻酔科医側の点滴ラインに接続し，点滴ラインから返血する．このエクステンションチューブに逆止弁が付いているとさらに安全性が増す．

✔ プロタミン投与後の体外循環回路の残血は血液バッグに貯めて麻酔科医側から落差で返血する．

■ 対処法

✔ 瀉血した場合，直ちに返血を試みるが，凝血により送血圧が上昇したら返血はあきらめる．

✔ 麻酔科医側からの輸血や輸液でボリュームを付加する．

✔ 体外循環の再開が必要なら回路を廃棄し，新たに回路を速やかに組み立て充填して再開する．

第Ⅰ章 人工心肺の落とし穴

2. プロタミンに関する落とし穴

c. プロタミン投与後のサクションによる凝血

落とし穴の紹介

■ 事例

大動脈基部置換術を行い，体外循環から離脱した．出血の制御が難しく，出血を人工心肺のサクションで回収し送血ポンプで大動脈に返血していた．出血量が減ってきたので，止血のためプロタミンを投与することになった．しかし出血の回収と返血も維持したいため，プロタミンが半量投与されるまで人工心肺のサクションを続けていた．プロタミンが半量投与されたのでサクションポンプを止め，出血の回収は自己血回収装置に切り替えた．しかし出血量が増え始め，自己血回収装置での返血が間に合わなくなり血圧が低下してきた．ショック状態に陥ったので，プロタミン投与を中止して，ヘパリンを再投与して体外循環を再開しようとした．しかし，すでにサクションで回収した血液が貯血槽内で凝固しており，体外循環が再開できなくなっていた．直ちに体外循環回路を廃棄して新たに体外循環回路を組み立て，充填して体外循環を再開したが，それまで長時間ショック状態が続いた．

■ 事例の分析

プロタミンが投与されると凝固能は急速に戻り，プロタミンの半量投与であっても凝固能はほとんど戻っている．凝固能が戻った血液を人工心肺のサクションで回収すると，体外循環回路内で凝血する．凝血塊で貯血槽や人工肺が詰まると体外循環ができなくなるばかりでなく，送血回路から血栓を送りかねない．

この事例のように，出血がコントロールできないまま体外循環が再開できなくなると，ボリュームを失い血液循環は破綻へと向かう．

体外循環回路を廃棄して，新たに回路を組み立て，充填し再度体外循環が行える状態にするには，長い時間を要すはずである．

ECMO（PCPS）回路は循環を素早く再開できる点では優れるが，出血を回収して返血する機能はなく，出血がコントロールできない状態ではECMOは機能しない．

落とし穴の回避法と対処法

■ 回避法

✔ 出血量が自己血回収装置で連続して返血できる量より少なくなるまで，プロタミンは投与しない．

✔ プロタミン投与開始と同時にサクションは終了させる．

✔ 送血カニューレを抜去してからプロタミンを投与することが望ましい．

✔ 出血が多い場合，自己血回収装置のポンプスピードや洗浄量などの設定を変え，回収血を短時間で返血ができるようにする．

■ 対処法

✔ プロタミン投与後に人工心肺のサクションが必要になったら患者のみならず貯血槽にもヘパリンを投与しサクションを再開する．

✔ 再度体外循環が必要になったら貯血槽に凝血がないことを確認して体外循環を再開する．

✔ 貯血槽や回路に凝血があるようなら回路は廃棄して新たに回路を速やかに組み立て充填して再開する．

7

第I章　人工心肺の落とし穴

3. 血液回路組み立ての落とし穴

a. フィルターの上下逆接続

▶ 落とし穴の紹介

■ 事例

　症例は当院循環器内科から緊急冠動脈バイパス術の患者であった．夜間緊急症例なので，教授ないし心臓外科部長執刀・上級医第1助手・研修医第2助手（下肢静脈グラフト採取・人工心肺係）となる．上級医が手術説明中に，研修医は人工心肺を1人で組立準備をしなくてはいけなかった．輸血準備（クロス血）も研修医の仕事なので，術前輸血や心筋保護液を準備しながら手術室入室前に人工心肺回路にまず炭酸ガスを通してから乳酸リンゲル液＋マニトール＋ヘパリンなどの充填液を空回しする．当然，動脈フィルターを軽くたたいてあっちこっちひっくり返してちゃんと空気抜きしたにもかかわらず，「なんと上下逆で間違ってフォルダーに戻してしまった」（図1に当院臨床工学部にお願いして上下逆の間違った動脈フィルターを再現してもらった．なお近年の人工心肺回路では，充填前の炭酸ガス不要，動脈フィルターも回路内蔵されている機種もある）．

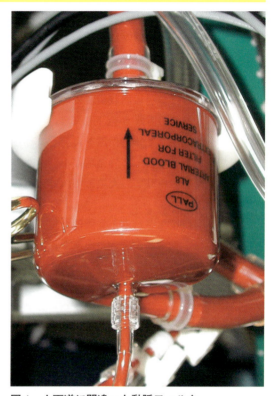

図1　上下逆に間違った動脈フィルター
（当院臨床工学部協力にて再現してもらった）

■ 事例の分析

　当時は臨床工学技士法施行前だったので，緊急症例では1年・2年目の研修医が手術室入室前に見よう見まねで組み立て準備を1人で行っていた．動脈フィルターと言えば，軽くたたいて空気抜きするところを強くたたき過ぎて破損したという失敗談も聞いたことがある．今回の事例のように動脈フィルターを空気抜きしてからフォルダーに戻すときに上下逆で間違って戻せば，動脈フィルターの機能を果たせないことになる．

落とし穴の回避法と対処法

　研修医の1人だったが，幸い人工心肺開始時に動脈フィルターを上下逆で間違ってフォルダーに戻したことに気がついた．この事例では緊急輸血が間に合わなかったため，まず人工心肺充填液のみで人工心肺を開始していた．人工心肺を開始すると，透明な人工心肺充填液が脱血した血液によって徐々に赤く染まっていく．研修医は赤くなったところを順番に目で追っていたおかげで，間違って動脈フィルターを上下逆にしてフォルダーに戻していたことに気がつくことができた．いま思えば落とし穴の回避法は「いつものことをいつものように普通にやる」ことである．

　つまり，臨床工学技士といっしょに複数の目で人工心肺回路を準備し，いつものように回路内に炭酸ガスを通してから乳酸リンゲル液＋マニトール＋ヘパリンなどの充填液を空回しながら，動脈フィルターは軽くたたいてやさしく空気抜きしてからフォルダーに戻せばよいのである．まさに"人事を尽くして天命を待つ"である．

血液回路組み立ての落とし穴

　人工心肺の体外循環回路は施設で設計された回路と人工肺や貯血槽をつないで組み立てる形が一般的である．他にもサクション回路・ベント回路・心筋保護液回路・除水回路，術式によっては脳分離体外循環回路なども必要になる．それぞれ必要な各種センサや圧ライン，バイパスラインやエア抜きラインがつながれる．組み立てが終わると充填液で回路を満たし，気泡抜きが行われる．体外循環準備のためのこれら一連の作業にも，リスクが潜んでいる．

　多くの場合，体外循環は複数の技士で行うが，複数名で組み立てると各自がどこまでどう組み立てたのかが不明確になるほか，確認作業も責任の所在も曖昧になりかねない．できれば，体外循環の操作者が責任をもって体外循環回路の組み立て，心筋保護の担当者が別ならば，心筋保護液回路はその担当者が責任をもって組み立てるのが望ましい．

　組み立て作業の手順も血液の流れに沿って組み立てるなど，手順を決めるとミスが減るはずである．いずれにしても組み立て・充填作業のマニュアルは必要で，マニュアルによって組み立て・充填の手順を明確にできる．

第Ⅰ章　人工心肺の落とし穴

4. 冷温水槽の落とし穴

a. 電源供給コンセントの電圧 100 V が 200 V に変更

▶ 落とし穴の紹介

■ 事例

　予定手術当日となり，朝から人工心肺装置，心筋保護装置の準備を行い，各機器の電源コードをコンセントに接続し立ち上げ作業を行っていた．機器の１つである人工心肺装置用の冷温水槽装置もいつもどおり電源コードをコンセントへ差し込み電源を立ち上げた．すると，冷温水槽装置は起動することなく故障してしまった．代替品がなく手術が中止となった．

■ 事例の分析

　この事例は，コンセントの供給電圧が 100 V から 200 V へ変更されていたことに気づかず，そのコンセントを使用したことで冷温水槽装置（100 V 機器）の電子基板まで及ぶ故障となったものである．
　この冷温水槽装置のプラグの形状には丸形引掛形プラグ（NEMA 規格）が採用されており，コンセントも冷温水槽用に合わせて変更をしていたが，他の医療機器で 200 V の丸形引掛形プラグが採用されており形状が似ていた（図 1）．冷温水槽用のコンセント専用であったが，他の医療機器を使用するために 200 V 電圧へ変更がされていた．
　200 V 用コンセントには通常なら差し込めないようになっているはずだが，100 V から 200 V へ切り替えただけであり，従来どおり差し込むことが可能となってしまった．
　予定手術の中止により患者が不利益を被るだけでなく，代替品の手配まで予定手術および緊急手術の受け入れ不可になる．故障した冷温水槽装置の修理代が必要になるなど，病院経営にも大きな損失となる．

▶ 落とし穴の回避法と対処法

- ✔ 体外循環技士と手術室管理者，あるいは施設管理者などとの密な連携を図る．
- ✔ 今回のような変更も人工心肺業務チームで把握する．
- ✔ 故障した場合を想定して代替品の準備を行う．

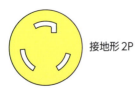

図 1　丸形引掛形プラグの形状
［アメリカン電機株式会社，https://www.americandenki.co.jp/（2024 年 1 月 9 日アクセス）］

第Ⅰ章　人工心肺の落とし穴

4. 冷温水槽の落とし穴

b. 水回路つなぎ忘れ

落とし穴の紹介

■ 事例

　冠動脈バイパス術に際して，左内胸動脈を採取し体外循環下での手術が開始された．体外循環時間が短いことが予想されたため，常温体外循環での開心術となった．体外循環による natural drop にて中枢温で 34℃ まで下げることができた．手術も終盤へと差しかかったため，術者に声がけし復温開始となった．冷温水槽の温度設定を操作し 38℃ へ設定した．冷温水槽内水温計は 38℃ へ設定どおりの温度上昇が確認できたが，中枢温がなかなか上昇してこなかった．人工心肺装置モニタ内の回路送・脱血温度を確認すると，34℃ 付近を示しており加温されていないことが発覚した．人工心肺装置，回路などを確認すると冷温水槽の回路が人工肺と接続されていないことが発見された．直ちに接続，水回路内を温水が循環していることを冷温水槽装置モニタ流量表示とホース部に触れて確認した．接続後は回路送・脱血温度の上昇および患者中枢温上昇を確認した．

■ 事例の分析

　この事例は人工肺側へ冷温水槽水回路の接続忘れに気づかないままに手術が進み，冷温水槽にて加温のタイミングに中枢温が上昇しなかったものである．

　人工肺に冷温水槽水回路を未接続の場合でも人工心肺操作は可能であり，また冷温水槽による冷却を行っていなくても，手術室内の室温の影響を受け人工心肺回路内温度は変化する．

　各メーカーの添付文書には人工肺使用前に冷温水槽水回路を人工肺へ接続，送液テストを行い水漏れがないことを確認する必要がある旨が記載されている（表 1）．漏れがあった場合の使用は禁止とされているため，体外循環中に冷温水槽を接続する行為は危険である．

落とし穴の回避法と対処法

✔ 人工心肺回路接続前に，冷温水槽水回路を人工肺用ポートへ接続確認をする．
✔ 人工肺用ポートへ接続確認後は冷温水槽を稼働させ，送液テストを行う．
✔ 体外循環開始前のチェックリストの作成．
✔ 回路温度の経時変化を確認する．
✔ 冷温水槽が稼働しているか適切な温度かを確認する．

表 1　添付文書における人工心肺の使用法

人工肺部（ガス交換部・熱交換部）
1）本体や動脈血出口ポートを回転し，静脈血入口ポートと動脈血出口ポートを適正な向きに調節する．
2）冷温水チューブ先端のワンタッチコネクタを本品の冷温水出入口ポートに装着する．
3）冷温水を循環させ，冷温水の漏れがないことを確認する．
4）静脈血入口ポートのキャップを外し，送血ポンプからの体外循環回路を接続する．
5）動脈血出口ポートのキャップを外し，送血回路を接続する．
6）必要によりブラッドカルディオプレギアポートのキャップを外し，心筋保護液回路を接続する．

［泉工医科工業株式会社：メラ FHP エクセラン，添付文書より引用］

11

第Ⅰ章 人工心肺の落とし穴

4. 冷温水槽の落とし穴
c. 水回路外れて噴水

落とし穴の紹介
■ 事例

　手術当日に人工心肺装置，心筋保護装置，冷温水槽の準備を行い各装置の電源を立ち上げ，試運転を行った．回路接続，プライミングの準備に差しかかり，冷温水槽の水回路と人工肺を接続，冷温水槽の循環を開始し送液テストを行った．このとき，人工肺からの水漏れ異常は発生しなかったため，使用可能とし引き続き回路接続，プライミングの工程に進んだ．プライミングも終了し，後は人工心肺開始に備えている段階であったが，冷温水槽装置の水位アラームが発生．人工肺と冷温水槽水回路の接続が外れており，外れた回路より冷温水槽内の水が床に流れ出ていた（図1）．急いで外れた水回路を人工肺へ再接続，水浸しになった床を拭き，水位が減少した冷温水槽内へ水の補充を行った．手術中は再び水回路が外れないか注意しながら体外循環を施行．無事に体外循環終了をした．

■ 事例の分析

　この事例は，人工肺と冷温水槽の水回路の接続が甘かったことにより接続が外れてしまい，冷温水槽内の水が大量に流れ出てしまったものである．水回路カプラー部分の劣化が接続外れの原因と考えられた．

　人工肺使用前に冷温水槽水回路を人工肺へ接続，送液テストを行い水漏れがないことを確認する必要がある旨が，各メーカーの添付文書に記載されている．送液テストの結果，漏れは発生せず，使用可能としたが人工肺との接続が甘く接続外れが起き，噴水のごとく水が漏れ，冷温水槽内の水位が下がり水位アラームが発生した．水浸しになった床を拭く作業と水の追加作業が増える結果となった．

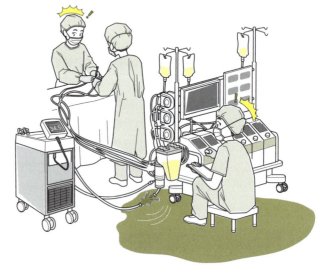

図1　水回路外れによる噴水

落とし穴の回避法と対処法

- ✔ 人工肺と冷温水槽水回路接続がしっかり接続されているか確認を行う．
- ✔ 接続部位から水漏れがないか手で触れて確認を行う．
- ✔ 定期点検の際は冷温水槽の性能だけでなく，水回路カプラーの定期交換実施を検討する．
- ✔ 水回路などの代替品の準備を行う．

第Ⅰ章 人工心肺の落とし穴

5. 血液ポンプの落とし穴

a. 操作画面がブラックアウト

落とし穴の紹介

■ 事例

　大動脈遮断解除前の Terminal warm blood cardioplegia 注入中において，突然，遠心ポンプの操作画面がブラックアウトした．数秒後，遠心ポンプの逆流アラームとともに患者の動脈圧が急降下，一時騒然となったが，体外循環チームは早急にハンドクランクの操作へ移行したため，数十秒で循環を再開した．その後，同一メーカーのECMO装置へ移行し，問題なく体外循環を離脱した．手術後，今回のトラブルに関連する合併症は認められなかった．

　手術後，メーカー技術者らと人工心肺装置データと患者モニタデータを分析すると，ブラックアウトが起きた時間に遠心ポンプが急停止していなかった事実が判明した．

■ 事例の分析

　この事例は，人工心肺装置のシステムに関する知識不足と，体外循環技士の思い込みによる人為的な操作の2つの問題点が合わさって起きたものである．

　遠心ポンプでは，ブラックアウト時にポンプ自体が停止していない事実は一目で明確な判断はできない．また，日本で採用されている人工心肺装置メーカーの遠心ポンプシステムにおける電源系統は図1のようになっており，タイプによって若干異なっているため早急な原因究明は難しい．以下に示すとおり，ブラックアウトの原因は複数挙げられる．

　　・システムベース本体の故障
　　・遠心ポンプ操作ユニット内基盤の故障
　　・遠心ポンプ操作ユニット内液晶パネルの故障
　　・各部品へとつなぐケーブルの断線および接触不良

　注意しなければならないのは，ブラックアウトが起きても故障箇所により，遠心ポンプは稼働継続するということである．本事例の体外循環技士は，ブラックアウトが起きた際，遠心ポンプが停止し

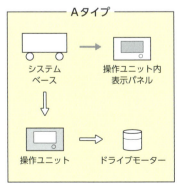 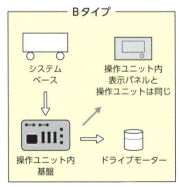 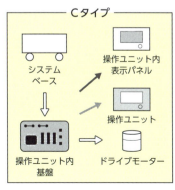

図1　人工心肺装置主要電源系統図
［各メーカーの回答をもとに作成］

たと認識した．同時に心理的に動作確認のため，遠心ポンプのコントローラを操作したことで送血流量が下方操作された．数秒後に患者の動脈圧と送血側回路圧が低下し，逆流アラームが鳴ったため，チーム全員が遠心ポンプは停止したと認識した．体外循環チームはトレーニングどおりに早急にハンドクランクの操作へ移行し，問題なく体外循環を再開させた．しかし，自施設の人工心肺装置のシステムに関しての知識不足や思い込みによって，結果的に数十秒の無用な循環停止を起こしたと思われる．仮に対処が遅れ，循環停止が長引くような状況になったとすれば，患者の脳機能をはじめとする致命的な合併症へとつながる．

　本事例の血液ポンプに限らず，医療機器は各メーカーや型番によって様々な特徴があり，リスクの高い生命維持装置は，普段運用するための機器操作情報だけでなく，より詳細なシステムの特徴までの知識を有することも求められる．

落とし穴の回避法と対処法

- ✔厚生労働省が定めている新規医療機器導入時研修には，使用方法だけでなくシステムの特徴や注意点など開発にかかわる情報もメーカーが開示できる限り，研修内容に取り入れる．また，その研修内容は，新人教育マニュアルにも反映させる．
- ✔施設で実施している安全対策研修は，ハンドクランクへの移行技術だけでなく，様々な状況を想定したトレーニング内容にする．
- ✔ブラックアウトが起きた際，優先的に動脈圧や回路内圧の変動を確認し，遠心ポンプが停止しているか否かを判断する．同時に心臓手術チームへの周知を行う．
- ✔遠心ポンプが停止していると判断した後は，緊急用のハンドクランクの操作へ移行し，体外循環からの離脱が可能であれば離脱を実施する．離脱が不可能であれば，ハンドクランクからECMO装置やローラーポンプに移行して体外循環を継続させる．
- ✔人工肺出口部から分岐してローラーポンプで心筋保護液に血液を混合させている施設は，遠心ポンプ停止に伴う人工肺の過度な陰圧を防ぐために，遠心ポンプ再開まで注入を一時停止とするか，血液混合から晶質液単体注入への変更が必要となる．脳分離体外循環においても同様な理由から特別な処置が必要となる．
- ✔遠心ポンプは停止せずブラックアウトのみが起きている場合は，中央パネルモニタで送血流量を確認する．また，単体の流量計やECMO装置搭載の流量計などを用いて送血流量をモニタさせることも検討する．
- ✔鉗子の落下や液体の流入などの物理的な要因を避けるため，液晶パネルに保護対策を講じる．

第Ⅰ章　人工心肺の落とし穴

5. 血液ポンプの落とし穴

b. ローラーポンプの不適切な圧閉度で逆流

落とし穴の紹介

■ 事例

　大動脈解離症例の夜間緊急手術の呼び出しにて急いで駆けつけ，体外循環の準備を始めたが，患者容体の変化があり可及的速やかに手術室へ入室となった．体外循環の準備は患者入室業務を行いながら，体外循環導入直前まで行った．

　体外循環開始に基づき，送血カニューレを挿入し人工心肺回路と接続，術野側回路の鉗子を外し，送血テストを実施したが，人工心肺回路内への血液逆流と貯血槽レベルが徐々に上昇してくることを確認した．再度回路を遮断，早急にローラーポンプの圧閉度を調整後，送血テストを再実施し体外循環を開始した．

■ 事例の分析

　この事例では，メイン送血用ローラーポンプの圧閉度が緩い状態で準備したため，血液の逆流が生じた．これは，ローラーポンプ圧閉度調整の実施忘れが主な原因であるが，その背景には様々な関連要因が挙げられる．

　本事例の施設では，安全対策として体外循環前から体外循環離脱後において，チェックリストを用いて安全確認を実施しているが，緊急症例では運用されていなかった．緊急手術時に体外循環チェックを講じていなかった理由として，①緊急呼び出しのため準備時間が不足している，②夜間緊急時は人員が少ない，③人工心肺回路は高額なため，大動脈解離疑いの段階ではなく，造影 CT 撮像による確定診断後でなければ準備できない，④夜間緊急症例が少なく招集に慣れていないなどであった．すべての理由において経験や準備時間が足りず，体外循環導入直前ギリギリまで準備していることが共通していた．

　仮に送血テストを実施せず，ローラーポンプの圧閉度が緩い状態で体外循環を開始した場合，設定流量よりも実際の送血流量は低下し，患者適正灌流量が得られないことにつながる．灌流不足によって血中乳酸値が上昇しても，大動脈解離症例である以上，緊急で体外循環導入まで一定時間循環不良だったから，どこかの部位で malperfusion が起きているのか，術式により循環停止したから，復温中だからといった関連因子によって，体外循環技士はその状態に気づくことが遅れる，または気づかないかもしれない．そのような状況は患者の全身状態に大きな影響を与えかねない．また，ローラーポンプの不完全圧閉度状態は，流量低下だけでなく逆流現象によって溶血の原因となる実験結果も報告されている．さらに，たとえ圧閉度が適正であっても再循環ラインが開いていた場合，患者に送血されるはずの流量が実際は得られていない事態になることも懸念しなければならない．

（緊急用）体外循環チェックリスト

日付　○○○○年　○○月　○○日　　　　　　患者名　○○○　○○　様

1st	2nd	〈患者関連〉			〈心筋保護液〉
☐	☐	CPB記録媒体で患者情報の確認	☐	☐	心筋保護液注入設定
☐	☐	CPBシステムに身長，体重の入力	☐	☐	オクルージョンの実施
		〈CPB〉	☐	☐	気泡検知器の設置
☐	☐	電源コンセント，ガスアウトレットの接続	☐	☐	三方活栓や再循環ラインの確認（○箇所）
☐	☐	オクルージョンの実施			〈薬剤〉
☐	☐	ハンドクランクの準備	☐	☐	薬剤の確認
☐	☐	三方活栓や再循環ラインの確認（○箇所）	☐	☐	回路にヘパリン投与
☐	☐	各圧力のモニタ			〈ECC導入〉
☐	☐	レベルセンサ，気泡検知器の確認	☐	☐	ACT確認
☐	☐	酸素ラインの接続と吹送の確認	☐	☐	送血テストの実施
☐	☐	サクション・ベントラインの吸入テスト	☐	☐	吹送ガスの確認
☐	☐	冷温水層の接続と温度設定	☐	☐	酸素加の確認
☐	☐	VAVDの動作，設定確認			

担当者　○○　○○　，　　確認者　○○　○○

図1　緊急用体外循環チェックリスト（例）

落とし穴の回避法と対処法

✔ 全症例において，チェックリストを用いたダブルチェックが基本的に有効な手段といえる．本事例のように緊急でチェックする時間が限られている症例においても実施できる，ミニ体外循環チェックリストも作成し状況に合わせて運用する．リスト内容は，準備時間が限られている場合を想定し，重大なトラブルを回避するための項目（20項目程度）を選び作成する．記載方法も○○実施の有無の確認といったシンプルで見やすい記載とする（図1）.

✔ 本来であれば従来どおりのすべてを網羅したチェックリストを使用することが望まれるため，普段の定時症例から体外循環業務の準備に要する時間を測定し，準備時間の短縮を図ることで，切迫した症例においてもチェックを実施できる時間を捻出する．

✔ 本事例ではメイン送血ポンプであったが，脳分離体外循環用ポンプにおいても圧閉度調整が不完全であれば，脳分離送血流量の低下につながるため，要注意となる．また，心筋保護液注入用ポンプにおいても注入量の減少が生じることや血液を用いている場合は，晶質液との混合比が崩れることが懸念される．

✔ 落とし穴が発覚した際，焦燥感に駆られるが，落ち着いて心臓手術チームへ周知し，適切な処置を早急に実施する．施設の安全対策研修で有事の際も冷静に対処できるようにトレーニングを実施する．

第Ⅰ章　人工心肺の落とし穴

6. 人工肺の落とし穴

a. 人工肺入口圧上昇

落とし穴の紹介

■ 事例

　Fallot四徴症の根治術に対して，上下大静脈脱血および上行大動脈送血にて人工心肺を開始した．人工心肺開始直後より，酸素加の不良および人工肺の入口圧上昇が発生し，5分後にはP/F ratioが58まで低下し，さらにローラーポンプによる送血が困難となった．人工肺の入口圧と出口圧の差圧が約400 mmHgであり，原因は人工肺の凝固によるものと判断した．人工心肺を開始した直後であったため，速やかに人工心肺を離脱し，リサーキュレーション回路にて空回しを行った．徐々に差圧が減少し，空回し開始から10分後には正常な数値へと復帰した．念のため，さらに10分ほど空回しを行い，心臓血管外科医と相談のうえ，人工心肺を再開した．

■ 事例の分析

　人工肺の入口圧上昇により送血が困難になる事例は，心停止中に発生した場合，致命的な事態を引き起こすおそれがある．入口圧の上昇が認められた際は，すぐさま報告し，対応する必要がある．

　人工肺の入口圧上昇を引き起こす原因とされる項目を下記に示す．

- ・ヘパリンの投与不足（忘れ）による人工肺凝固
- ・ACTの延長不足による人工肺凝固
- ・アルカリ環境下でのいが状赤血球による凝集
- ・人工肺に対する血小板の一次凝集

　再手術症例では手術を経るごとに血小板数が異常増加する．今回の事例も複数回の姑息的手術が行われており，術前の血小板数が62.5万/mm^{3}と非常に高値を示していた．また，人工心肺開始前の血小板数が高値を示した場合，血小板の活性を強く引き起こす可能性がある．さらに，人工心肺開始直後の採血では8.1万/mm^{3}と大幅に減少していた．以上のことから本事例の原因は人工肺に対する血小板の一次凝集と考えられる．

　人工肺の入口圧上昇への対応策として，人工肺の交換が考慮されるが，時間経過とともに軽快するとの報告もあるため，本事例では，人工肺を交換せず待機する選択をした．結果的に10分程度で正常な値へと軽快したため，人工肺の交換をする必要がなかった．人工肺の交換は感染やさらなる血液希釈など，リスクが大きいため，焦らず待機することで，人工肺の交換を実施するかどうか検討する時間的余裕も生まれる．いったん人工心肺を離脱し，リサーキュレーション回路による空回しにて様子を見ることは有効と考えられる．

　人工肺の入口圧上昇はおおむね人工心肺開始後15分以内に発生することが多いとされており，大動脈遮断を人工心肺開始後15分以降に行うことも有益と考えられる．

落とし穴の回避法と対処法

✔ヘパリンを適正量投与し，ACTが480秒以上延長していることを確認する．

✔再手術症例は術前の血小板値に注意する．

✔人工心肺開始後15分間は特に入口圧上昇に留意する．

✔人工肺の入口圧上昇を認識した際は，すぐさま報告する．

✔人工心肺を離脱し，リサーキュレーション回路を用いて空回しすることで，経時的に回復することが多い．

✔可逆的か不可逆的かの判断を行うことが重要であり，不可逆的である場合，人工肺交換を実施する．

第Ⅰ章　人工心肺の落とし穴

6. 人工肺の落とし穴

b. 酸素チューブの接続忘れ（意図せぬ外れ）

落とし穴の紹介

■ 事例

　大動脈弁置換術に対する人工心肺．合併症もない症例であったため，トレーニングの一環として，若手外科医が皮膚切開からカニュレーションまでを担当した．送脱血のカニューレを挿入したところで，ベテラン外科医に執刀医の位置を引き継いだ．執刀医の交代後，酸素流量 2.0 L/min および酸素濃度 100％で人工心肺を開始し，送血流量を目標灌流量である 4.0 L/min まで上昇させた．しかし，開始直後から右手の動脈血酸素飽和度は 90％前半を推移し，目標灌流量に到達した時点で麻酔器の人工呼吸を停止すると，急速に 80％前半まで低下した．送血回路の色も脱血回路と同様に黒っぽい色を呈していた．ベテラン外科医から「酸素ガスが流れているか」確認をするよう指示があり，外回りの臨床工学技士が確認をしたところ，酸素チューブがガスブレンダーより外れていることを発見した．再度接続したところ，送血回路の色が赤くなり，動脈血酸素飽和度も 100％となった．

■ 事例の分析

　酸素チューブはプライミングの段階で，必ずガスブレンダーと接続する必要があるため，「接続忘れ」の可能性が常に存在する．このような「接続忘れ」を防止するために，チェックリストを用いてダブルチェックを行うことが重要である．しかし，接続していることを確認しても安全とは限らない．

　酸素チューブとガスブレンダーは溶着されておらず，引っ張りの力に対して予期せぬチューブの外れが起こる可能性がある．予期せぬチューブの外れが起こる可能性のあるシチュエーションを下記に示す．

　　　　　・スタッフの移動時
　　　　　・人工心肺装置の移動時

　今回の事例では人工心肺開始直前に執刀医が交代している．その際に，酸素チューブが引っ掛かり，外れた可能性が考えられる．そのため，人工心肺回路の周辺をスタッフが移動する際は，回路の外れがないなど安全を確認する必要がある．

　また，手術野に回路を渡す際に，人工心肺装置を移動させることがあるが，その際に人工心肺装置への巻き込みや，スタッフが引っ掛けることにより，酸素チューブが外れる可能性がある．さらに，人工心肺装置のキャスターに踏まれることにより，酸素ガスが流れなくなる可能性も存在する．したがって，人工心肺装置を移動させた際は，必ず回路チェックを実施することをお勧めしたい．

落とし穴の回避法と対処法

✔ チェックリストを用いてダブルチェックを行うことが重要である．

✔ プライミング時だけでなく，人工心肺開始直前にも再度チェックすることで，酸素チューブの接続忘れおよび予期せぬ外れに気づくことが可能となる．

✔ 人工心肺の回路を接続した部分はタイバンドにて固定することで，引っ張りによる接続外れを防ぐことができる．

- 人工心肺開始後にスタッフが移動した場合，回路チェックを行うことが重要である．
- 人工心肺装置に巻き込まれることを防止するために，酸素チューブをたるみなく接続する必要がある（図1）．
- 酸素チューブの接続部を人工心肺操作者が見える位置に配置することで，接続忘れや予期せぬ外れに対応することができる．
- 酸素ガスが流れているかどうか，簡易のプロペラを用いて視覚的に確認することで，安全な体外循環技術を提供することができる（図2）．

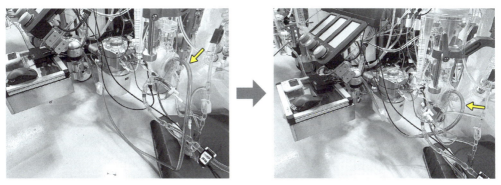

図1　長すぎて引っ掛けるおそれのある酸素チューブ（左），適切な長さの酸素チューブ（右，矢印参照）

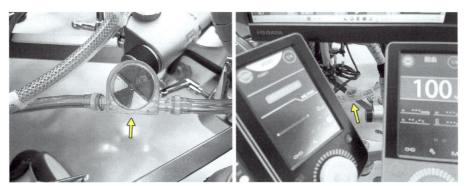

図2　酸素チューブに取り付けられた簡易プロペラ（左），体外循環操作者目線からの簡易プロペラ（右，矢印参照）

第I章　人工心肺の落とし穴

7. 静脈血貯血槽の落とし穴

a. 静脈血貯血槽が溢れそうになった

落とし穴の紹介

■ 事例

　急性大動脈解離に対する弓部大動脈人工血管置換術の事例．通常どおり体外循環が開始され，循環停止および順行性選択的脳灌流を確立すべく低体温を導入した．目標温度に到達後，循環停止をするために，送脱血回路を遮断した．術野では大動脈を切開，順行性選択的脳灌流用カテーテルが留置された．順行性選択的脳灌流を開始し，脱血側の遮断を解除した．この間，出血はサクションで回収され，静脈血貯血槽レベルは徐々に上昇していた．脱血開始を契機に，静脈血貯血槽レベルが想定以上に上昇し，上限警告値の 4,000 mL に達した．そこで心内血貯血槽へ血液を貯血し，静脈血貯血槽から血液が溢れることを回避した．しかし，すぐに心内血貯血槽レベルも上限警告値に近い貯血量となった．速やかに限外ろ過を開始し，貯血血液量の調整ができたため，血液溢出を回避しえた．

■ 事例の分析

　体循環停止に伴い，血液量の大半が静脈血貯血槽へ貯血される．一般的に総血液量は体重に比例し増加することが知られ，過体重な症例は総血液量が多いために静脈血貯血槽への貯血量が多い．静脈血貯血槽より血液が溢出した場合，血液の喪失だけではなく，貯血槽外不潔側と血液接触による感染リスクの増加，血液接触による貯血槽レベルセンサの故障，または誤動作の可能性が生ずる．そして，溢出血液に対処する医療従事者の血液感染リスクも増加する．さらに，一時的にせよ貯血槽レベルが十分に監視できないリスクもある．

　なお，コントロール不良な心不全を伴う症例や，左右短絡を伴う先天性心疾患の場合も総血液量が想定よりも多い場合があり，過体重な症例と同様の注意が必要である．

落とし穴の回避法と対処法

✔高度肥満などで過体重な症例，総血液量が多いと想定される症例の場合，最大容量の静脈血貯血槽を使用する．

✔最大容量の心内血貯血槽使用を考慮する．

✔清潔操作で一時的貯血をするために，採血ラインや送血フィルターのベントラインから輸血用バッグやリンゲル液の空バッグなどへ貯血する方法を検討する（必要なコネクタなどの器材を常備する）．

✔限外ろ過による除水にて貯血血液量の調整ができるよう，事前に準備する．

第Ⅰ章　人工心肺の落とし穴

7. 静脈血貯血槽の落とし穴

b. 心内血貯血槽が溢れた

落とし穴の紹介

■ 事例

　弓部大動脈瘤人工血管置換術の事例．手術も終盤となり，体温が復温されるのを待ちつつ体外循環を維持していた．人工心肺装置脇の床に少量の血液溜りに気づき，その経路をたどったところ，心内血貯血槽のサクションポート接続部のうち，なにも接続していない予備サクションポート接続部より血液が漏れ出てきだしたところを確認した．

■ 事例の分析

　心内血貯血槽内のフィルターが，サクション血に含まれる凝血塊や組織片，フィブリン糊の吸引などで目詰まりする場合がある．フィルターの目詰まりが原因で血液流路の分布が不均一となり，さらなるフィルターの目詰まりを助長する．フィルター下部が詰まると血液はフィルター上部より流れ出る．目詰まりが進行した場合，常にサクションポンプやベントポンプにより陽圧が加えられている心内血貯血槽は，その内圧が上昇し，ガスベントポートやなにも接続していない予備のサクションポート接続部から血液が吹き，溢れるリスクがある．フィルターの目詰まりが原因で血液が溢れる場合，スムーズな血液回収が困難となり静脈血貯血槽レベルの急低下を招くリスクがある．そして，血液喪失のリスク，貯血槽の外の不潔側と血液接触による感染リスクが生ずる．また，溢出する血液に対処する医療従事者の血液感染リスクも増加する．

　前述以外のフィルターが目詰まりする原因は，不適切な抗凝固管理，復温などによる想定以上の凝固能活性化，血液製剤の不適切な使用，プロタミンの誤投与，外科用・生体組織接着剤の誤吸引が挙げられる．

落とし穴の回避法と対処法

✔凝血塊や組織片，フィブリン糊などの血液以外を人工心肺用サクションで極力吸引しないことを外科医との申し合わせを徹底する．

✔抗凝固を適切に維持し，心内血貯血槽フィルター部を目視によって定期的に確認する．

✔心内血貯血槽が目詰まりし，血液が溢れた場合，継続使用の可否を判断し必要に応じ交換を実施する（予備の心内血貯血槽，ホルダーなどを常備する）．

✔静脈血貯血槽には心内血吸引用ポートおよび専用フィルターを内蔵した製品も販売されているが，動脈瘤手術などで多量の血液を吸引する場合や凝集塊を吸引する可能性のある手術時は単独の心内血貯血槽の使用を推奨する．

第Ⅰ章　人工心肺の落とし穴

8. 陰圧吸引補助脱血の落とし穴

a. 貯血槽がへこんで液面が狂った

落とし穴の紹介

■ 事例

　大動脈弁置換を小切開手術（MICS）で行うため，体外循環では貯血槽を陰圧にして脱血を補助する陰圧吸引補助脱血（VAVD）を行うことになった．

　体外循環の開始時，落差脱血のみで体外循環流量が目標量の60％程度出ることは確認できたが，さらに流量を出すため陰圧コントローラを操作して貯血槽の陰圧を−20 mmHgにして目標の体外循環流量を確保した．

　大動脈が遮断され，大動脈を切開し心筋保護液を投与しようとしたが，大動脈の切開部から血液が溢れて視野が取れない状態であった．外科医からのベントアップの指示で左室ベントポンプの回転数を増したが，ベント回路から引けてくるのは空気だけで，視野は改善しなかった．脱血不良と判断して貯血槽の陰圧を−40 mmHgに陰圧を強めたところ，貯血量が増え視野が取れるようになった．しばらくすると再び心臓内から血液が溢れて視野が取れなくなったので，貯血槽の陰圧を−60 mmHgまで陰圧を強めたが，視野は改善しなかった．そこで，さらに−80 mmHgまで陰圧を強めたところ，なんとか視野は改善したが貯血槽の前面がへこんでいるように見えた．

　大動脈弁置換も無事終わり，心臓内に残留する空気を抜くため，外科医からボリュームを付加してほしいと指示があった．そこで，貯血槽の陰圧を解除するため陰圧吸引ラインの陰圧開放ラインの鉗子を外した．その瞬間，貯血槽から「ボコッ」と音がして液面が数cm下がったように見えた．そして，先ほどまであった貯血槽の歪みがなくなっていた．

　大動脈の遮断が解除され，再び貯血量を増すため，貯血槽に−40 mmHg程度の陰圧をかけたが，脱血が思わしくなかった．貯血槽がへこむのは避けたかったので，さらには陰圧を強めず，術者に状況を告げた．術者が脱血カニューレを少し引き下げたところ，脱血不良は改善した．その後，体外循環から無事に離脱できた．

■ 事例の分析

　貯血槽のハウジング（筐体：きょうたい）は強靭なポリカーボネートでできていて，陰圧コントローラでかけられる陰圧程度では破損することはないとされている．しかし，筐体が平らな部分は強い陰圧がかかると歪むことがある．貯血槽は大気圧の状態で測られた目盛りが貼られており，筐体がへこめば実際の貯血量より液面は高めに見えることになる（図1）．

　脱血不良は脱血カニューレを少し引いたところ改善したので，原因はカニューレの先当たりであろう．ベントも同様で，図2のように安全弁から空気を引く状態はベントカニューレの先当たりによって過陰圧になっているのであり，ベントは機能していない．

　この事例ではVAVDの圧を強めるより，まずは脱血カニューレやベントカニューレの位置調整を行うべきであった．

　貯血槽が歪んで貯血量の誤差が出ても量としてはわずかであり，それ自体は大きな問題にはならない．しかし，強度の吸引圧は溶血の原因ともなるので，避けるべきである．

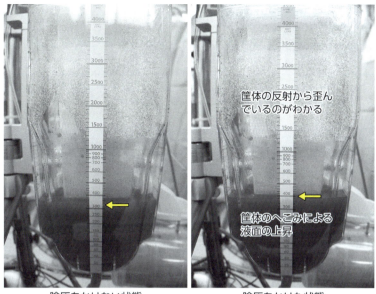

陰圧をかけない状態　　　　　陰圧をかけた状態

図1　強い吸引圧で歪む貯血槽

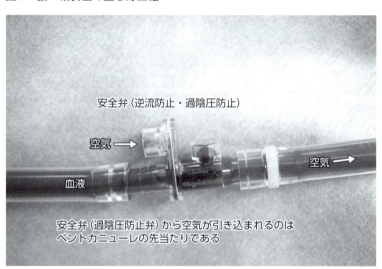

図2　ベントカニューレが先当たりしたときの安全弁

落とし穴の回避法と対処法

■ 回避法

- ✔ VAVDの最大の陰圧を決めておく．
- ✔ 脱血不良時は陰圧の増強ありきではなく，脱血不良の原因を探る．
- ✔ 脱血不良であることを麻酔科医にも伝え，エコーなどでカニューレの先端位置を確認する．

■ 対処法

- ✔ 脱血不良で通常より強い陰圧が必要になる場合は，脱血カニューレ位置の調整を行う．
- ✔ ベントの安全弁から空気を引き込む場合は，ベントカニューレの位置調整を行う．

第Ⅰ章　人工心肺の落とし穴

8. 陰圧吸引補助脱血の落とし穴

b. 陽圧防止弁がきかず脱血不良

落とし穴の紹介

■ 事例

　大動脈弁置換のため体外循環を準備していた．この症例は小柄で目標とする体外循環流量が少ないため，陰圧吸引補助脱血（VAVD）は用いず，落差脱血のみで行う予定であった．

　体外循環回路を組み立てているとき，陽圧防止弁が外れ床に落ちてしまった．しかし，予定の症例はVAVDを用いないので，ルアキャップで塞いでおいた．陰圧吸引ラインも取り付けたが，これも使わないのでラインを鉗子で遮断しておいた．

　ヘパリンが投与され，ACTの延長が確認できたのでサクションポンプを回して，出血の回収を始めた．送血・脱血カニューレが挿入され，術者の合図で体外循環を開始した．

　脱血回路を開けて脱血も開始したが，貯血槽の液面が下がる一方なので，送血流量を下げながら，術者に脱血が悪い旨を伝えた．術者が脱血カニューレの位置などを変えたが，脱血不良は改善しなかった．そこでVAVDで脱血の補助を行おうと考え，陰圧吸引ラインの鉗子を外した瞬間に，陰圧吸引ラインの陰圧開放ラインから「シュッ」と音がした．すると貯血槽の液面が上がり，目標流量を出せるようになった．

■ 事例の分析

　VAVDを行う場合にはVAVDのガイドラインに従い，陽圧防止弁や貯血槽の圧力モニタ（アラーム付き）を使用しなければならないが，落差脱血ではその限りではない．しかし，通常貯血槽はVAVDを行えるよう密閉されていて，陽圧防止弁を取り外してルアキャップで塞いでしまうとサクションポンプから流入する空気によって貯血槽は陽圧になる．すると落差はきかなくなり，脱血不良となる．

落とし穴の回避法と対処法

■ 回避法

✓VAVDを使用しない場合でも陽圧防止弁は必ず機能させる．なお，現在販売されている貯血槽は陽圧防止弁が内蔵されていて外れない．

✓VAVDを使用しない予定でも必要になることに備え表1の条件を満たせるようにする．

✓VAVDを使用しないならば，陰圧吸引ラインは接続せず，接続ポートは開放しておく（黄色のキャップは開放用のキャップなので外さない）．

■ 対処法

✓陽圧防止弁が詰まる可能性も考え脱血不良になった場合には，貯血槽のルアポートを開放してみる．

✓脱血不良の原因がつかめないときには，いったん体外循環から離脱することも考える．

表1　日本胸部外科学会・日本心臓血管外科学会・日本人工臓器学会合同陰圧吸引補助脱血体外循環検討委員会の勧告：陰圧吸引補助脱血ガイドライン

01．陰圧吸引補助ラインにはガスフィルターを使用せず，ウオータートラップを装着する．
02．陰圧吸引補助ラインは毎回滅菌された新しい回路を使用する．
03．貯血槽には陽圧アラーム付きの圧モニター並びに陰圧防止弁を装着する．
04．陰圧吸引補助を施行する際には微調整の効く専用の陰圧コントローラーを使用する．

［3学会合同陰圧吸引補助脱血対外循環検討委員会報告並びに勧告, https://jscvs.or.jp/negative-pressure/（2024年5月8日閲覧）］

第Ⅰ章　人工心肺の落とし穴

8. 陰圧吸引補助脱血の落とし穴

c. 人工肺から空気を引き込んだ

落とし穴の紹介

事例

　上行大動脈置換術のため人工心肺を準備した．十分な脱血を得るために陰圧吸引補助脱血（VAVD）を行うことになったので，VAVDのガイドラインに準拠していることを確認した．送血ポンプは遠心ポンプで準備した．

　体外循環を開始し，落差脱血で目標流量の2分の1程度の脱血ができることを確認できた．陰圧コントローラを操作して貯血槽の陰圧を−40 mmHgにしたところ，目標の体外循環流量が出せた．

　循環停止を伴うため，冷却を開始し貯血量を増やしていった．直腸温が目標温度に達したので，貯血量をギリギリまで減らし体内にボリュームを送った後，送血回路（人工肺の出口部）と脱血回路を遮断し，循環停止とした．そしてポンプ内の血液損傷を防ぐため遠心ポンプを止めた．

　すると，貯血槽の液面が上昇し始めた．サクションからの流れ込みかと思ったが，それにしても急に上がったので，空いているラインがないか点検してみた．すると，遠心ポンプや人工肺に多くの気泡が確認された．

　急いで人工肺のエアベントラインを開いてから，遠心ポンプを回転させ気泡を除去した．完全に除去できたので，遠心ポンプを止めたところ，再び人工肺から泡が湧き出てきた．

事例の分析

　人工肺に使用されているガス交換膜は極めて高いガス透過性があるので，膜の血液側（液相）がわずかでも陰圧になると，膜のガス側（ガス相）から液相に空気を引き込む（図1）．

　この事例では，循環停止前にVAVDを止めておらず，貯血槽が陰圧のままで遠心ポンプを止めている．貯血槽の陰圧は遠心ポンプを通して人工肺に伝わり，ガス交換膜の気相から空気を引き込んだと考えられる（図2）．ローラーポンプ送血であっても，人工肺や送血フィルターのエアベントラインや動脈血採血ラインが開いていると，血液が貯血槽に引き込まれて同じ事態となる．

落とし穴の回避法と対処法

回避法

✔送血を止める前には，必ずVAVDを止めて貯血槽を大気圧に戻す．

対処法

✔人工肺に気泡が見られたら，原因を排除し（この場合，貯血槽を大気圧に戻し），再循環回路などを利用して，手早く気泡を除去する．

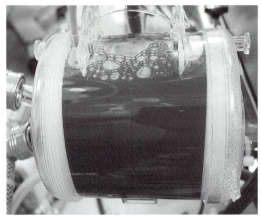

図1 空気が引き込まれた人工肺（試験的に行った写真）

[山口敦司ほか：人工心肺ハンドブック改訂第3版．中外医学社, p89, 2020 より許諾を得て転載]

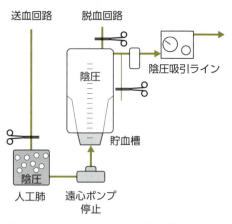

図2 VAVDで人工肺に気泡が発生するメカニズム

便利な方法に潜む落とし穴「陰圧吸引補助脱血」

　体外循環はいまだ確立された方法ではなく，様々な問題を現場の工夫で解決していかねばならないが，新な方法には新たな落とし穴が潜むことも考慮しておかなければならない．

　例えば，貯血槽を陰圧にして脱血を補助する陰圧吸引補助脱血（VAVD）は，従来の落差脱血に比べて脱血カニューレや脱血回路の径を細くしたり脱血回路を短くしたりできる便利な方法である．しかし，貯血槽を密閉する必要があるため，思わぬトラブルが起こることもある．

　過去には陰圧吸引ラインが詰まったことで，密閉された貯血槽内が陽圧になってしまい，脱血がまったくできなくなり，さらには脱血が逆流するといった事故も起きている．この事故は大きく報道され，関連学会からもVAVDの注意喚起やガイドラインが出された．メーカーもこれに対応して，貯血槽には陽圧防止弁が取り付けられるようになった．

　しかし，医療事故はすべてが報道されたり，行政や学会が把握して注意喚起がなされたりするわけではない．また，便利な方法を紹介する学術発表やセミナーにおいても，利点は詳しく解説されるものの，その方法の限界や問題点，そして起こりうるトラブルも解説されるとは限らない．

　何事も使う側が原理を理解し，潜む落とし穴を探っておくことも必要であろう．

第Ⅰ章　人工心肺の落とし穴

9. 心筋保護の落とし穴

a. 注入ライン内多量空気の出現

落とし穴の紹介

■ 事例

　MICS（minimally invasive cardiac surgery）僧帽弁形成術症例．心筋保護液を心筋保護用大動脈ルートカニューレから注入し，心静止を得た．心筋保護液注入後は注入ラインでの誤送液防止のため機械側でチューブ鉗子をかけた．大動脈ルートベントポンプは通常どおり低速で回していたが，突如心筋保護液の注入ライン内に多量の空気が出現しているのを人工心肺操作者が発見した．すぐに術野側の接続を一度外してもらい注入ラインの空気抜きを行い，患者への空気誤送を防いだ．

■ 事例の分析

　心筋保護用大動脈ルートカニューレは，ベント機能付きカニューレを使用していた．MICSは術野の視野が制限されており，予期せぬ落とし穴が存在しうる．この事例では，ルートカニューレ先端が何かの拍子に先当たりや術野展開の際に物理的な圧迫を生じて，先端が潰れていたと考える．先端が潰れた状態で，ルートベントポンプを回していたことでルートベントの陰圧が注入ラインに蓄積し，強い陰圧が注入ライン内に発生した可能性が高い．またルートベントポンプは低速回転で回しておりサッキングの音も感知しにくい状況であった．また事例発生当時，ルートベントの吸引回路にはベント回路用安全弁（以下，安全弁）は付けていなかった．そのため強陰圧が注入ライン内にかかっていても除圧することができずに，蓄積した陰圧からキャビテーションを生じて多量の空気が出現したと考えられる．事例発生後に模擬の再現を行った．注入ラインを接続したルートカニューレの先端を圧迫して潰したまま，ルートベントポンプを低速で回した．注入ライン内の圧力を計測して安全弁を付けた回路（以下，弁あり回路）と付けていない回路（以下，弁なし回路）でそれぞれ比較した．弁あり回路では，安全弁の陰圧開放作動圧付近の−20 kPa（−150 mmHg）より下がることはなく，注入ラインにも空気は出現しなかった．一方で弁なし回路では注入ライン内の陰圧が強くなっていき，−60 kPa（−450 mmHg）付近に達したあたりから注入ライン内に空気の出現が目視で確認できた．万一，空気の出現に気づかず残存した状態で送液した場合は，患者への空気誤送となり致命的な重大事故になる．

落とし穴の回避法と対処法

✔ベント機能付きルートカニューレでルートベントと心筋保護を行う場合は，予期せぬ圧力を除圧できるようにルートベント回路に安全弁を取り付ける．

✔注入ラインにかかる予期せぬ陰圧，陽圧を感知するような心筋保護回路内圧センサの取り付け箇所を決める．

✔心臓血管外科医と体外循環技士の双方で，各症例で使用する物品とリスクについて情報共有しておく．

✔心筋保護液を注入する際はチューブ内に空気がないことを確認してから送液する．

第Ⅰ章　人工心肺の落とし穴

9. 心筋保護の落とし穴

b. 心筋保護液のフィルターから空気が侵入

落とし穴の紹介

事例

　重度の大動脈弁逆流がある症例に対して，大動脈弁置換術を行うことになった．大動脈遮断を伴うため，心筋保護液を投与する必要があり，当日は人工心肺装置の準備とともに心筋保護回路を準備した．

　心筋保護液回路には保護液を冷やすため熱交換器と微細な気泡や異物を除去するためのフィルターが取り付けられている．そして，心筋保護回路には心筋保護液がなくなり空気が侵入するのを防ぐため，心筋保護液の貯液槽の下側に気泡検出器が取り付けてある．

　患者の入室に合わせて，人工心肺装置の準備を始めた．体外循環回路と心筋保護液回路を組み立て，体外循環回路と心筋保護液回路を充填液で満たし，回路内の気泡も完全に除去し，準備を終えた．

　手術が始まり，外科医の合図で心筋保護液回路のポンプを操作して術野側の心筋保護液回路を心筋保護液で満たした．

　大動脈が遮断されたため，術者は大動脈基部の切開部から左の冠動脈口にカニューレを挿入し，心筋保護を担当する技士に心筋保護液を注入するよう指示した．技士が心筋保護液ポンプを操作し，注入圧と注入流量を見ながら注入を始めた．すると，外科医が「心筋保護回路から気泡が送られている」と声を上げた．直ちに注入を止め，心筋保護液回路を見ると心筋護液のフィルターとフィルターから先の術野側の心筋保護回路に空気が入っていた．しかし，心筋保護液回路の気泡検出器からはアラームは鳴っていなかった．

事例の分析

　この事例では，心筋保護液回路のフィルターが患者より高い位置に設置されていた．そして，フィルターの気泡除去するためのエアパージラインの三方活栓の接続部が少し緩んでいた．

　術野側の心筋保護回路が満たされると，落差圧が発生しフィルター内は陰圧になる．そしてエアパージラインの三方活栓の接続が緩んでいたため，接続部の隙間から空気がフィルター内に吸い込まれた（図1）．フィルター内の空気は，心筋保護液の投与開始とともに冠動脈へと送られてしまったと推測される．

　この事例では，気泡検出器がフィルターより上流部の貯液槽の下に取り付けてあったため，フィルターから流入した気泡を検出できなかった．

落とし穴の回避法と対処法

回避法

✔ 心筋保護液回路のみならず，接続部を有する回路や部材は患者より高い位置に設置しない．

✔ フィルターの出口部にも気泡検出器を設置する．

✔ 使用前に心筋保護液回路に圧力をかけ，圧の低下（漏れ）がないか確認する．

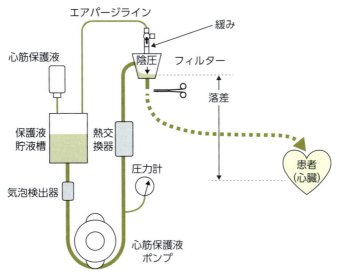

図1　心筋保護回路のレイアウトと問題点

■ 対処法

- ✓ 順行性に冠動脈から気泡を誤送した場合には，回路の気泡を除去した後，冠静脈洞から心筋保護液の逆行性注入を行い，誤送した気泡を除去する．
- ✓ 逆行性に冠静脈から気泡を誤送した場合には，回路の気泡を除去した後，冠動脈から心筋保護液の順行性注入を行い，誤送した気泡を除去する．

付属回路に潜む落とし穴「心筋保護液回路や脳送血回路」

　体外循環の基本回路は脱血回路→貯血槽→血液ポンプ→送血回路というメインストリームである．貯血槽は貯血量が不安定であるため，常に監視が必要であり，脱血流量や送血流量の調整も集中力をもって操作している．

　一方，心筋保護液回路・除水回路・脳送血回路は常に操作が必要な回路ではなく，回路も視野から離れた位置にあることが多い．

　しかし，心筋保護液回路には高カリウム液がつながれており，心筋保護液によって心臓を保護するという重要な役割を果たす回路である．何らかのトラブルで高カリウム液が体外循環回路に流れ込んだり，心筋保護液が適切に心筋に届いていなかったりすれば，大きな事故になりかねない．また保護液の組成や濃度・温度・注入圧力など，重要な要素が絡んでいる．そして，血液併用心筋保護では人工肺から心筋保護液ポンプ血液を引き込んでいるが，人工肺への血液の供給が途絶えることがあると，心筋保護液ポンプが人工肺から空気を引き込むという事故にもなりかねない．

　脳分離体外循環は，最も重要ながら脆弱な脳に血液を供給する脳分離送血回路が必要になる．この回路のトラブルは致命的になる可能性も高い．ポンプを使って脳送血を行う場合には，先の心筋保護液回路と同じく，脳送血ポンプが人工肺から空気を引き込むリスクがあり，過去にはこのような事故も報告されている．

　体外循環回路のみならず，付属の回路についても潜む落とし穴を探っておく必要がある．

第Ⅰ章　人工心肺の落とし穴

9．心筋保護の落とし穴

c．心筋保護液が多量に残血に混入

▶ 落とし穴の紹介

■ 事例

　血液併用心筋保護液（BCP）を行ううえで，人工心肺側回路の送血側から酸素化血液と晶質性心筋保護液（CCP）を混合して送液する必要がある．施設ごとに心筋保護回路の構成が異なるものの，心筋保護液が落差などで自然に人工心肺側回路に誤混入しないような工夫や安全機構を整えている．しかしながら，準備や片付けの工程でチューブ鉗子のかけ忘れやかけ間違いにより心筋保護液が人工心肺側に誤混入するという事例が報告されている．人工心肺離脱後であれば残血に誤混入，患者に返血してしまうと即座に高カリウム血症を引き起こし不整脈イベントや心停止を起こして重大トラブルに直結する．また回路のプライミング時にもチューブ鉗子のミスが生じればプライミングされた人工心肺回路に心筋保護液が誤混入する．誤混入したことに気づかずに体外循環を開始すれば，同様のトラブルがすぐに発生するリスクがある．

■ 事例の分析

　心筋保護の送液は，人工心肺装置のローラーポンプを用いて送液する方法もしくは人工心肺装置とは別のローラーポンプ搭載のコンソールを使用して送液する方法がある．当院では後者の方法で送液を行っている．当院の心筋保護回路を示す（図1）．前項で述べたように人工心肺送血側から酸素化

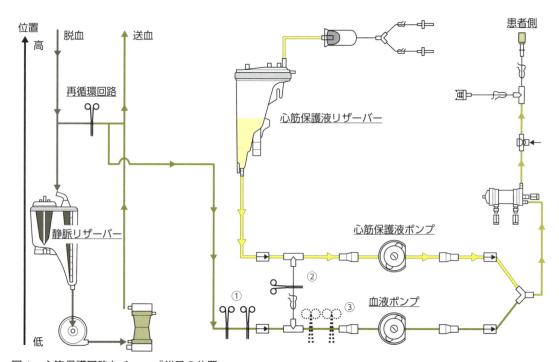

図1　心筋保護回路とチューブ鉗子の位置

30

血液を分けるラインが存在する（①）．また，心筋保護回路のプライミング時に開通している再循環回路（②）がある．当院ではプライミング完了後，①にはチューブ鉗子を2本，②にはクレンメロックとチューブ鉗子を1本かけることにしている（図2）．二重の安全機構だが万一，準備や片づけの段階でチューブ鉗子がかかっていない，あるいはチューブ鉗子のロックが不十分で誤って外れた場合，心筋保護液リザーバーが高位にあるため，落差で心筋保護液が人工心肺側に誤混入する．もしくは①ではなく②の再循環回路より血液ポンプ側（③）にチューブ鉗子をかける箇所を誤ったとしても安全機構が機能しないことになる．

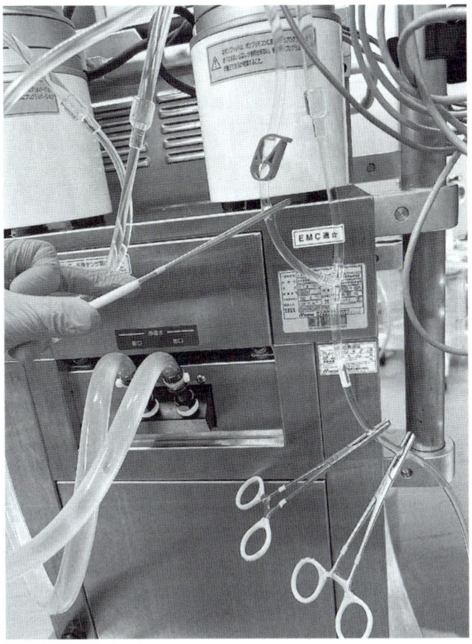

図2　誤混入防止の二重閉鎖（図1の①と②）

落とし穴の回避法と対処法

✓開通するだけで心筋保護液が誤混入するラインには，チューブ鉗子やクレンメロックで二重閉鎖をする．

✓閉鎖する箇所にはマーキングをして，チューブ鉗子のかけ間違いを防止する．

✓心筋保護回路の準備や片付け時にチューブ鉗子を操作する人を心筋保護操作者に限定して，人工心肺操作者との連携や声がけの方法を決めておく．

✓心筋保護側と人工心肺側でのチェックリストを徹底する．

➡当院では，図1②の再循環回路にクレンメロックおよびチューブ鉗子がかかっているかを心筋保護側と人工心肺側でダブルチェックしている（表1）．

✓万一混入した際に，自己血回収装置などで迅速に洗浄して対処できる準備をする．

表1　当院でのチェックリスクから一部抜粋

サイン	サイン	人工心肺側チェックリスト
		心筋保護のリサーキュラインのクレンメ・鉗子がかかっているか？
		〜
サイン	サイン	心筋保護側チェックリスト
		鉗子の位置は正しいか？4本：人工心肺側×2・リサーキュライン×1・送液側×1
		〜

第Ⅰ章　人工心肺の落とし穴

9. 心筋保護の落とし穴

d. 逆行性心筋保護の圧調整を誤った

落とし穴の紹介

■ 事例

大動脈遮断後，初回心筋保護を順行性心筋保護法で投与した．その際回路内圧上限を 150 mmHg に設定して送液した．2 回目以降の追加投与を逆行性心筋保護法（RCP）で送液することになっており，回路内圧上限を 30 mmHg に変更して送液する予定だった．しかし 2 回目の送液中に 30 mmHg 以上の高圧で送液していることに気づき急遽回路内圧上限を 30 mmHg に変更した．冠静脈洞入口部の損傷にはならなかったものの，規定より高い圧力で送液してしまった．

■ 事例の分析

心筋保護回路の回路内圧上限の設定は上限圧を超えた時点で自動的にポンプに連動して送液を中断する安全機構を整えている．しかし，ヒューマンエラーにより回路内圧上限の変更ミスが発生すると必要以上の圧力がかかっていても安全機構がきかないことに陥る．また，順行性および逆行性心筋保護液の間欠的投与など複数の送液路を組み合わせて送液する場合，その都度，術野側から送液路を変更した指示出しや心筋保護操作側の指示受け，各送液路に対する送液圧，注入流量を双方で規定し，確認することが重要となる．RCP の注入圧は通常 200〜250 mL/min の注入流量で冠静脈洞圧が 30〜50 mmHg であるとされている[1]．また冠静脈（CV）の解剖学的走行は個人差があることが報告されており，右室前壁に分布する小心静脈（SCV）や心室後中隔に分布する中心静脈（MCV）の解剖学的構造が各症例で異なるため，注入圧の違いに留意する必要がある．併せて RCP カニューレはダイレクト挿入タイプやセルフインフレーションタイプなどがあり，特性によって留置位置の深さ，固定方法，バルーンの拡張径など使い方に留意しなければならない[3]．また RCP 施行時は注入圧の変動に注視する必要があるが，RCP カニューレの先当たりや心臓脱転時，僧帽弁手術の際の左房鉤での展開時に発生することが多い[2]．特に統合型心筋保護法で送液する場合は，各送液路に応じた注入圧，注入流量で設定，送液する必要がある．しかしながら，指示ミスや聞き取りミスなどが生じて心筋保護操作側と術野側双方が異変に気づかず送液すると，事例と同じく決められた設定より過度，過小な圧力で送液してしまう．万一，過度な圧，流量で送液した場合，冠静脈洞入口部の損傷を起こす．対して過小な圧，流量だった場合は RCP で懸念されている右心系領域の灌流不全をより惹起することにもつながる．

落とし穴の回避法と対処法

✔ 送液路を使い分ける際は，変更の指示出し，指示受けを正確に行う．
✔ RCP 灌流の評価として左右冠状動脈口からの心筋保護液の流出を術野で確認する．
✔ 各送液路に応じた送液圧，流量設定を外科医と体外循環技士の双方で規定して共有する．
✔ 圧調整を誤り，灌流不足を疑った場合はすぐに術野側に報告し心筋保護液の追加投与を行う．

文献
1) 日本心臓血管外科学会：心筋保護法標準テキストブック，文光堂，p80-81，2016
2) 西村優一：3D-CT を用いた逆行性心筋保護法における右心系灌流不全の解剖学的留意点．体外循環技術 46：388-392，2019
3) 夜久 均ほか：ダイレクト CS カニューレを用いた逆行性冠灌流による心筋保護．SB カワスミ株式会社 CASE REPORT vol.1，2023

第 I 章　人工心肺の落とし穴

10.　送血・脱血に関する落とし穴

a.　大動脈カニューレが反対向きになって遮断鉗子で潰された

落とし穴の紹介

■ **事例**

　人工心肺使用・心停止下の手術を予定し，上行大動脈への送血管留置後に大動脈を遮断した．しかし，送血不良が生じ，人工心肺装置の緊急停止を余儀なくされた．

■ **事例の分析**

　本症例での送血不良は，反対向きになった大動脈カニューレが遮断鉗子で潰されたことが原因であった．この事例では，手術中における大動脈遮断後の送血不良が生じた場合の対応が求められる．大動脈遮断後，循環動態を維持するためには，十分な送血が必要である．その確保が困難な場合には，人工心肺装置の緊急停止と速やかな再確立が余儀なくされる．このような緊急事態に対処するためには，迅速な診断と適切な対応が求められる．

落とし穴の回避法と対処法

- ✔ **術前評価**：解剖学的変異や血管異常，上行大動脈の変性（プラーク，石灰化，瘤化・菲薄化）の特定には，造影 CT 検査やエコー検査などの画像診断が重要である．送血部位の血管壁の性状や大動脈遮断部位の石灰化・アテローマ変性の有無を評価しておく．
- ✔ **送血・遮断部位の選択**：上行大動脈を送血部位とする場合，血管形態の評価や病変の有無を確認し，適切な部位を選択する．術野の大動脈壁エコー（epiaortic ultrasound）血管エコー検査にて送血および遮断可能な部位を確認してマーキングしておく．大動脈壁エコーでは，大動脈内腔の性状や中内膜肥厚，可動性アテローマ，アコースティックシャドーによる石灰化病変の描出が可能である．前壁や側壁は描出加減で偽陰性となることもあるため，温生食やゼリーパッドで大動脈壁からプローブを 1 cm 程度離すことが描出のコツとなる．
- ✔ **カニューレの種類と特性，サイズの決定**：大動脈送血カニューレの選択には，血管径や手術アプローチなどを考慮し，適切なサイズと形状を選択する．送血流ジェットとエンドホールストリームの「サンドブラスト」効果を最小限に抑えるカニューレを選択する．特性として，高い流量特性，低い圧力損失，低乱流，フレキシビリティ，キンク抵抗性，生体適合性・コーティングおよび挿入時の操作性を熟知しておく．送血部位が限られる場合は，穿刺キットを使用した Seldinger 法で送血カニューレの留置が可能である．
- ✔ **カニュレーションまでの準備**：カニューレ留置前には，ヘパリンの投与やカニューレ挿入部位の準備，カニューレ，ガイドワイヤやダイレータなどのデバイスの準備を適切に行う．
- ✔ **モニタリングと監視**：術中には，血行動態パラメータのモニタリングや監視が必要である．合併症

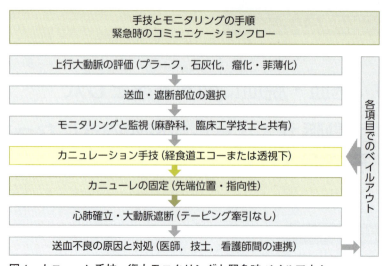

図1 カニューレ手技・術中モニタリングと緊急時ベイルアウト

や偶発イベントの早期発見に役立ため，麻酔科，臨床工学技士とも複数のモニタで情報を共有する．

- ✓ **カニューレーション手技・Seldinger法**：カニューレの挿入手技には確実性が求められる．術野血管エコーでの評価にて送血部位の最終確認を行う．大動脈解離のリスクを減らすため，カニューレ挿入前の収縮期動脈血圧は通常100 mmHg未満に下げておく．先端チップ型カニューレはチップの向きを確認する．穿刺留置型カニューレは，経食道エコー（または透視下）にて下行大動脈の描出をしておき，穿刺後にガイドワイヤの確認を行う．この操作にてカニューレ先端が大動脈内末梢側に向くように留置が可能となる．

- ✓ **カニューレの固定と術中監視**：カニューレ留置後は人工心肺回路に接続をして固定を行う．その際にカニューレの先端位置・指向性が変わらないようにドレープの頭側に固定をすることが肝要．また，回路の屈曲やカニューレ先端が血管内で干渉を生じていないかを確認するため，回路内圧・拍動テストおよび送血確認を行う．

- ✓ **心肺確立後から大動脈遮断まで**：心肺フローの確認や送血状況の監視を行い，送血不良が生じた場合には適切な対処を行う．特に穿刺留置型カニューレが大動脈中枢側に迷入した場合，本事例が発症しうる．大動脈遮断時に大動脈中枢側への送血管迷入を触知する場合は遮断に至らないが，遮断した場合は速やかに大動脈の遮断を解除する．前述の手順の遵守を確認して事象のベイルアウトを行う（図1）．なお，肺動脈や左房天井への処置を加えない限り，テーピングによる上行大動脈の牽引はしない．

- ✓ **送血不良の原因と対処法**：本稿では送血不良が発生した場合の具体的な原因とそれに対する対処法を示した．前述のカニューレの位置不良以外には，回路の閉塞，術野内の出血，脱血不良などが考えられる．それぞれの状況に応じた緊急時のチームコミュニケーションプランが必要であり，チーム内で外科医，麻酔科医，看護師，技師間の連携やコミュニケーション手段を明確にし，迅速かつ効果的な情報共有ができるようにリスクヘッジを行う．

第Ⅰ章　人工心肺の落とし穴

10. 送血・脱血に関する落とし穴

b. 腋窩動脈送血で腕が浮腫

落とし穴の紹介

事例

　大動脈解離症例の送血部位として腋窩動脈を選択した．術後ドレープを剥がすと，送血側上肢の浮腫を認めた．

事例の分析

　腋窩送血による上肢虚血・コンパートメント症候群は1%未満と報告されている．一方，腋窩動脈中枢側狭窄により上肢への過灌流から充血の可能性や，腋窩静脈の圧排によるうっ血の可能性がある．腋窩送血不良・上肢虚血を回避するためには，送血方法の選択と理由，術中モニタリングに配慮が必要である．

落とし穴の回避法と対処法

✔**術前評価・腋窩動脈の選択**：上行大動脈への送血操作が解剖学的・病態的，手術手技上に不適当な場合，末梢動脈からの送血が選択される．

✔**術中モニタリング**：術中に生じた灌流不全の早期感知と対処が重要であり，動脈圧波形・平均血圧とサチュレーションモニタに加えて，近赤外線分光法モニタ，ドップラーエコーなどが有用である．

✔**腋窩動脈送血・手術手技**：腋窩動脈送血にはカニューレを挿入する direct cannulation と，小口径人工血管を腋窩動脈に端側吻合して送血路として用いる side graft cannulation がある．Direct cannulation はカットダウン法または Seldinger 法が可能であり，後者ではガイドワイヤを確認し中枢側へのカニュレーションを確認する．腋窩動脈解離やガイドワイヤの迷入による胸腔内への送血事故のリスクに注意する．

✔**Direct cannulation の特性**：送血カニューレはワイヤ補強された thin wall で強化された先端チップに移行するタイプが一般的である．腋窩動脈内径とカニューレサイズが近似な場合は，同側上肢の低灌流・虚血が生じる可能性がある．送血カニューレを深く留置すると椎骨動脈への干渉と灌流低下が惹起される．また，Seldinger 法による腋窩動脈解離や神経損傷などの合併症も報告されている．

✔**Side graft cannulation を選択する理由**：腋窩動脈カニュレーション関連の合併症率は，腕神経叢損傷が1.8%，腋窩動脈損傷が1.8%，大動脈解離0.8%，腕虚血0.8%と報告されている．Side graft cannulation では 187 例中 4 例（2.1%）のみであったのに対し，合併症発生率は direct cannulation では 212 例中 16 例（7.0%）であった（$p = 0.03$）．傾向調整後，side graft cannulation のリスク低下のオッズ比は 0.15（$p = 0.002$）であった．腋窩動脈 direct cannulation に伴う右上肢の虚血・再灌流障害による筋腎代謝症候群（MNMS）の報告がある．一方，送血グラフト吻合時の血管解離・損傷はまれであり，吻合部形態・止血が担保されていれば side graft cannulation が至適とされる．人工血管吻合後はバックフローを確認して，吻合部の止血補強時には吻合部狭窄が生じないよう深い運針を避ける．送血時のスリルの有無や，橈骨動脈圧・前腕領域モニタリングで上肢への灌流不全や過灌流がないか早期に評価する．さらに，術野で腕頭動脈を遮断して脳分離灌流へ移行する際には灌流バランスの評価が必要であり，INVOS，NIRO などを併せて行うことが重要である．

35

第Ⅰ章　人工心肺の落とし穴

10. 送血・脱血に関する落とし穴

c. 心尖部送血で送血カニューレが左室に脱落

落とし穴の紹介

■ 事例

急性大動脈解離 Stanford A 型の緊急手術の際，心尖部送血を使用した．人工心肺確立後に左室の拡張が認められ，送血カニューレが上行大動脈から左室に脱落していた．

■ 事例の分析

順行性送血部位として上行大動脈，鎖骨下動脈，総頸動脈，腋窩動脈などが報告されている．なかでも腋窩動脈を送血部位として選択する外科医も増えており，その有用性は多く報告され一般的な送血部位となってきている（前項参照）．しかし，送血路の確保にやや時間がかかる点や腋窩動脈が細く十分な送血量を維持できない場合があること，腕頭動脈に内膜亀裂が存在する場合には逆行性に解離を起こして脳血流障害をきたすなど，急性大動脈解離の手術においては腋窩動脈送血にも課題は残る．一方，経心尖部上行大動脈送血は central cannulation であり生理的で十分な順行性血流が保たれ，送血路の確保としてはシンプルで短時間に行うことができるなどの利点を有しており，その有用性を報告する文献も散見されるようになった．

本事例では，心尖部カニューレの左室への脱落を生じているが，体外循環開始後は容量負荷や血圧上昇に伴う左室の拡張によりカニューレ先端が左室内に脱落することがある．

落とし穴の回避法と対処法

✔左室ベンティングを確実に行うことで送血カニューレ先端位置がずれないように注意をする．心尖部とカニューレ先端の距離よりも，上行大動脈内での相対的な位置が保たれるようなカニューレの固定が重要となる．

✔カニューレが通過するため大動脈弁閉鎖不全症（AR）を増悪させ，左室拡大やカニューレ脱落の懸念があるが，大動脈基部拡張や解離による AR はカニューレの通過により減少する．メカニズムとしては，送血流量が full flow となりフレキシブルカニューレは軸流に沿うため，大動脈弁中心部の逆流はカニューレの面積分だけ減じると考察されている．なお硬性のカニューレを使用した場合はカニューレが大動脈弁位で中心にはならず偏位するため，AR を増大させる可能性がある．

✔心尖部送血の利点と欠点：順行性送血は逆行性送血で生じやすい血栓閉塞症や malperfusion を軽減するといわれている．心尖部送血の欠点としては，①再手術における癒着などにより心尖部の脱転が困難な症例，②大動脈弁置換後や高度の大動脈弁狭窄などでカニューレが大動脈弁を通過不能な症例，③同操作に不慣れな場合，心尖部の止血に難渋すること，④順行性真腔送血を確保できたとしても術前存在した灌流障害を改善するとは限らない点があり，順行性送血であっても合併症の可能性は皆無ではない．落とし穴としては，内膜亀裂が上行大動脈広範に及ぶ症例ではカニューレ先端が偽腔に迷入することがあり，意図的に TEE を含めたモニタリング評価を行い，必要時には他の送血部位への移行を要する．

第Ⅰ章　人工心肺の落とし穴

10. 送血・脱血に関する落とし穴

d. 大腿動脈送血で下肢虚血

落とし穴の紹介

■ **事例**

再開心手術症例でFFバイパス確立後の胸骨正中再切開を要した．その後，心停止下で開心術を施行したが，経時的にINVOSで下肢虚血を疑う病態が示唆された．

■ **事例の分析**

大腿動脈送血は逆行性送血による脳梗塞の発症や下肢虚血を含めた合併症を認めるため慎重に選択されてきた．一方，右小開胸による低侵襲心臓手術（MICS）やCOVID-19関連のECMO導入，再開心術例で大腿動静脈カニュレーションを用いた体外補助循環の必要性がある．本事例は同方法にて下肢虚血を発症した症例．

落とし穴の回避法と対処法

✔ **術前評価**：血管エコー検査で総大腿動脈の内腔サイズや性状，プラークの有無，狭窄度を評価する．造影CT検査で腸骨・大腿動脈のサイジングと，中枢側の大動脈病変やアテローマ性変化を評価して，逆行性送血部位に相応しいかを検討しておく．動脈カニューレサイズが，血管径に比して過大となる選択しないことが肝要である．大腿動脈の性状が不良の場合は腋窩動脈送血などの順行性送血を検討する．

✔ **カニューレの特性と留置**：カニューレは先端強化型カニューレが有用であり側孔を有しているものを使用する．血管内径とカニューレサイズが近接している場合でも側孔から末梢側への灌流が期待される．MICSにおいては20 Fr以下の送血カニューレを用いることが多いが，大腿動脈の血管径が細くカニューレのサイズダウンが必要な場合には，両側大腿動脈2ヵ所からの送血や腋窩動脈送血を併用する．

✔ **カニュレーション・手術手技**：総大腿動脈を露出してSeldinger法で動脈カニューレを挿入することが多い．挿入部の狭窄を予防するために5-0 polypropylene糸で長軸に菱形のタバコ縫合を置くようにする．近位部の側孔が血管の後壁側に向くように留置することが有効との報告がある．小口径人工血管を大腿動脈に端側吻合してside graft cannulationも可能．低流量で体外循環を開始して，TEEで下行大動脈に解離がないことを確認する．若年例では大腿動脈径が細くスパズムを生じやすいため，剥離を最小限にとどめ，血管拡張剤の局所使用でスパズムを予防することが有効である．

✔ **下肢虚血モニタリングと対応**：全例に下肢モニタリングを実施しており，その有用性が示されている．モニタリングで使用するINVOSシステムは，近赤外線分光法（NIRS）による局所酸素飽和度（rSO_2）を用いて骨格筋組織のrSO_2を測定する．rSO_2ベースラインの設定を行うことでrSO_2の変化率（%）が表示される．rSO_2がベースラインから相対的に20%以上低下した場合，①灌流圧が低い場合は平均灌流圧を70 mmHg以上に維持させる，②rSO_2低下が持続するときは血管攣縮を疑い血管拡張薬を直接大腿動脈周囲に散布，③rSO_2がカニュレーション前より50%以上低下するときは，4-6 Frシースを使用し送血カニューレの側枝から遠位側灌流（DP）をためらわずに追加する，④軽度低体温として下肢虚血の耐性を上げておく．ELSOガイドラインにおいても送血側下肢灌流管理を適切に施行することが推奨されており，下肢虚血が発生した場合はDPを施行することを推奨している．

第Ⅰ章　人工心肺の落とし穴

10. 送血・脱血に関する落とし穴

e. 脱血カニューレが脱落して空気が大量に流入

落とし穴の紹介

■ 事例

人工心肺・心停止下の手術中に，大量の空気が脱血回路に流入した．脱血カニューレが脱落してエアブロックが発生しており，人工心肺の緊急停止が必要となった．

■ 事例の分析

脱血カニューレの脱落による空気の流入が原因で，脱血回路内にエアブロック（空気の混入が原因で血流が完全に遮断される現象）が発生し，人工心肺の機能停止をきたした．吸引補助脱血ではエアブロックが起こりにくいが，落差脱血では，エアブロックに特別な注意が必要．

落とし穴の回避法と対処法

エアブロックが脱血回路に生じると落差脱血では脱血がきかなくなり，そのまま人工心肺を駆動し続けると静脈貯血槽が空になり，送血回路まで空気が達し空気を患者に送り込んでしまう．

✔**人工心肺回路とエアトラップの特性**：一般的な人工心肺送血回路には，エアトラップが装着されており，少量の空気を捕捉して除去するよう設計されている．通常の手術環境ではエアトラップが適切に機能し，回路内の少量の空気を除去できる．しかし，大量の空気が回路内に流入すると，エアトラップだけではすべての空気を除去できない．特に，遠心ポンプを使用している場合，大量の空気がポンプに入り込むと，ポンプ内に空気が蓄積し de-prime 現象（ポンプ内に空気が溜まり正常に機能しなくなる現象）が発生する．この状態が続くと，体外循環が停止し重大なリスクをもたらす．

✔**対応策**：大量の空気が流入した際には，直ちに送血を停止させて，貯血槽の低下を防ぐ．再循環回路を用いて回路内の空気を排出する．その後，回路の血液充填を再確認し，脱血カニューレを適切に再挿入して体外循環を再開する．もし送血回路まで空気が達してしまったら，直ちに送血を停止させて，患者への空気誤送を防ぐ．そして再循環回路を使って送血回路のエアを抜く．

✔**カニューレの適切な固定**：人工心肺開始前に脱血カニューレを正確な位置に留置し，ターニケットで確実に固定する．固定が不十分だとカニューレの留置部位がずれて，側孔が露出する可能性もあり，定期的な位置確認が不可欠．また，術野回路の敷布・ドレープへの固定にも注意を払い，経食道エコーやエアセンサのモニタリングを活用して異常が発生した場合には，事前に設定されたプロトコルに従い迅速に対応する．

✔**再循環回路の使用**：脱血カニューレが脱落して空気が回路内に流入した場合は，再循環回路を使用してエアブロックを解除し，脱血回路を血液で再充填する．その後，脱血カニューレを再挿入し，体外循環を再開する．施設間で再循環回路の設定が異なるため（術野側に再循環回路が設置されている場合など），手術前に設定を確認することが重要．

✔**脱血部位の損傷修復**：脱血カニューレの脱落に伴い，カニュレーション部位の損傷によるエア吸い込みがないかを確認する．特に菲薄化した右房では，運針や牽引による裂孔が発生しやすいため，損傷したカニュレーション部位を右心耳ごと絹糸で固定して一時的に脱血管をエアタイトにする処置が有効となる．また，カニューレ抜去後の使用を考慮し，事前に二重目のターニケットを追加しておくことが推奨される．

✔**予防策とモニタリングの徹底**：手術チーム全体で脱血カニューレの脱落を防ぐための予防策とモニタリング手順を共有し，定期的にシミュレーションを行う．チーム全員で対応策を理解しておき，適切なコミュニケーションを確保することが重要．

第Ⅰ章　人工心肺の落とし穴

11. ベントの落とし穴

a. ポンプが逆回転してベントが逆流

落とし穴の紹介

■ 事例

　大動脈弁置換手術のために人工心肺が開始され，目標灌流量が得られた．術者は左室にベントカニューレを挿入し，麻酔科医は経食道エコーで確認した．術者はカニューレと回路を接続，ベント開始を指示し，Perfusionist はベントポンプを作動させた．麻酔科医は経食道エコーを観察していたところ，左室に空気が存在することに気づき，術者に報告した．術者はベントの異常と判断し，ベントポンプ停止と麻酔科医には頭部を低位にすることと頸動脈の圧迫を依頼し，すぐに大動脈遮断を行った．

■ 事例の分析

　空気誤送の原因はベントポンプの逆回転で，以下がその因子となる．

- ・教育活動の一環として人工心肺装置を利用してシミュレーショントレーニングが実施され，人工心肺操作の練習が行われていた．手術当時もローラーポンプが同一方向に回転する確認作業は実施され記録されていたが，<u>確認方法が疎かになっていた</u>．
- ・当日の器械出し看護師は新人教育と重なりベントテストは<u>未実施</u>となってしまった．
- ・Perfusionist の操作位置からはポンプの回転方向や吸引される様子は，目視確認が難しく，特に人工心肺開始時の慌ただしい時間帯にはその確認を難しくさせていた．

　ベント回路から空気を逆送させると左室あるいは大動脈から連続的に空気が送られるため，脳梗塞，心筋梗塞の発生，全身臓器の空気塞栓症をきたし，致命的な事故になる可能性がある．この事例では，左室ベントで麻酔科医が経食道エコーで心内を観察していたことで空気の存在に気づき，大量の空気誤送が回避された．しかし大動脈ルートベントから空気誤送させた場合は，経食道エコーでも発見できず，大量の空気誤送を発生させるため，以下の回避方法は重要である．

落とし穴の回避法と対処法

■ ベント回路からの逆送を回避する方法

- ✔ ローラーポンプの回転方向は同一方向に設定する．
- ✔ 使用前点検ではすべてのローラーポンプの回転方向を確認する．
- ✔ 確認した内容はチェックリストに記録を残す．
- ✔ ベント回路には安全弁（一方向弁）を使用する（図1）．
- ✔ ベントテストを実施する．患者に使用する前に生理食塩水などを吸引させ，ローラーポンプの動作と安全弁の機能を確認する（図2）．

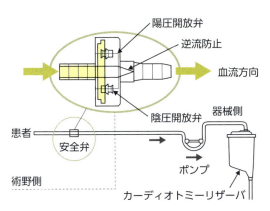

図1　安全弁の構造

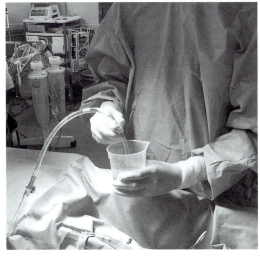

図2　ベントテスト

■ 患者へ空気を逆送させた場合の対処方法
■ 大動脈遮断前に少量の空気を誤送した場合
- ✔ Perfusionistはベントポンプを停止，人工心肺により冷却し気体の吸収を高める．
- ✔ 麻酔科医は頭部を低位にし，頸動脈を圧迫する．
- ✔ 術者はすぐに大動脈遮断を行う．

■ 大量に空気を誤送した場合
- ✔ Perfusionistはベントポンプを停止，人工心肺を停止する．
- ✔ 麻酔科医は頭部を低位にする．
- ✔ 術者は送血カニューレを抜去する．
- ✔ Perfusionistは冷却しながら逆行性脳灌流を実施する．
- ✔ 上行大動脈から空気が認められなくなるまで空気除去を実施する．
- ✔ 空気除去後に送血カニューレを挿入し，順行性送血を再開，冷却し低体温は維持する．

11. ベントの落とし穴

b. ベント回路の取り付け間違いから生じた逆流

落とし穴の紹介

■ 事例

　僧帽弁形成手術のために人工心肺が開始され，目標灌流量が得られた．術者はベントカニューレを挿入するためにPerfusionistに静脈圧を上げるように指示した．Perfusionistは実施したことを報告，術者も静脈圧が上昇したことを確認し，左心ベントを挿入した．

　麻酔科医は経食道エコーで左室までカニューレが挿入されたことを確認した．術者はカニューレと回路を接続し，落差ベント開始を指示した．

　Perfusionistは落差ベントを開始，血液が回路を満たしてくることを確認した．その後，大動脈遮断，心筋保護液により心停止，左房を切開すると同時にローラーポンプによるベントに変更した．Perfusionistはローラーポンプが回転したことを目視確認した．しばらくすると術者が安全弁から血液が吹き出ていることに気づき，ベントポンプの停止を指示した．ベント回路の血液や空気を逆送させたが，安全弁が機能し患者には影響がなかった．

■ 事例の分析

　この事例の空気誤送の原因はベント回路をローラーポンプにかける方向の間違いだった．人工心肺装置の使用前点検（ローラーポンプの回転方向やチューブサイズなど）は実施されていた．ポンプにベント回路を装着してからベントテストも実施され，チェックリストに記載されていた．またこれらすべての点検はダブルチェックされていた．

　人工心肺がスタートし，ベントは落差で開始，血液は静脈貯血槽へ流れていたため，ポンプベントに切り替えた時点で逆送が発生するとは考えていなかった．

　PerfusionistのA技士とB技士に聞き取りを行うと，B技士がチェックリストを記録した後にベント回路がねじれていることに気づき，ローラーポンプから回路を外し，再装着したことがわかった．その時はA技士と再度ダブルチェックを行うことはなかったため，回路の取り付け方向は未確認になった．

落とし穴の対処法と回避法

　患者へ空気を逆送させた場合の対処方法は前項「a. ポンプが逆回転してベントが逆流」と同様である．

　ベント回路の取り付け間違いを回避する法としては下記が挙げられる．

- ローラーポンプの回転方向は同一方向に設定する．
- ポンプと回路が対になるような色分けを行う（図1）．
- ローラーポンプの回転方向を示す．
- 確認した内容はチェックリストに記録を残す．ダブルチェックならびに担当者間の情報共有を行う．

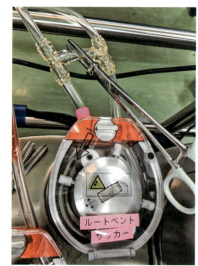

図1　ポンプと回路の色分け

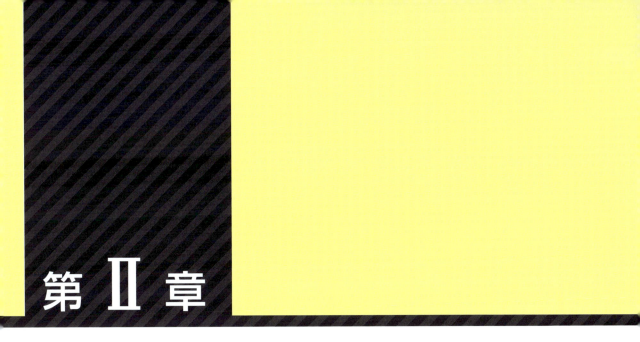

第Ⅱ章

PCPS/ECMO の落とし穴

第Ⅱ章　PCPS/ECMOの落とし穴

1. 補助が停止する落とし穴

a. 遠心ポンプの落とし穴

▶ 落とし穴の紹介

■ 事例

■ **事例1：遠心ポンプの不完全な装着（デカップリング）**

　心臓カテーテル室にてECMOを開始し，ICUに移動後循環管理を行っていた．導入直後およびICU移動後において回転数や流量表示に特に通常と大きな変化はなかった．ECMO開始12時間後の定時チェック時に遠心ポンプのドライブユニットをサイド（横方向）から目視確認したところ，遠心ポンプがドライブユニットより浮いて不完全に装着されていることを発見した．幸い，遠心ポンプ部の破損や溶血などはみられず，いったんドライブユニットを停止させ，正しい位置に装着し直し再開した．

■ **事例2：モーターケーブルの外れ**

　ECMOを導入後ICUへ帰室することとなった．ベッドを移動し帰室しようとしたところ，突然遠心ポンプが停止した．急いで電源を確認したが，バッテリーも十分に充電されており装置本体の電源は落ちていなかった．急ぎ装置を確認したところ，装置本体と接続されているはずのドライブユニットのモーターケーブルが外れていたため，ドライブユニットに駆動が伝わらず遠心ポンプが停止していた．

■ 事例の分析

■ **事例1：遠心ポンプの不完全な装着（デカップリング）**

　ECMOは緊急で導入されることが多く，回路のセットアップやプライミングを急いだためドライブユニットと遠心ポンプが正しく装着されていなかった可能性もある．

　ドライブユニットと遠心ポンプが正しく装着されておらず隙間などある場合（図1），モーターの回転が正しく伝わらないため適正な揚程が得られず，回転数に対し駆出血流量が適正に流れないあるいは逆流する可能性がある．

　また，ICUへの移動時やCT検査などでベッド移動する際，本体

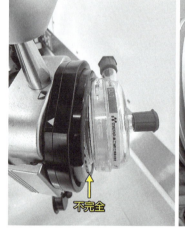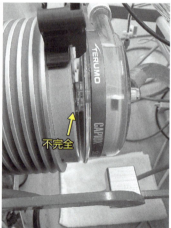

図1　遠心ポンプの不完全な装着例

への衝撃や回路にテンションがかかり引っ張られるなどした場合，ドライブユニットから遠心ポンプが外れ駆動力が伝わらなくなり，血流量が止まる可能性もある．

■ **事例2：モーターケーブルの外れ**

　通常，本体背面のドライブモーターコネクタ部はロック機構がついており（図2），ロックリングを時計回りに回転させることや押し込むことで確実にモーターケーブルを固定することができる．今回

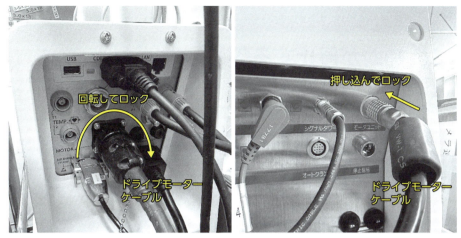

図2　装置本体ドライブモーターケーブル接続部

の事例ではロックがされていなかったあるいは緩んでいたため，装置の振動やケーブルのテンションによりと装置本体からドライブモーターケーブルが脱落した．

落とし穴の回避法と対処法

■ 事例1：遠心ポンプの不完全な装着（デカップリング）

- ドライブユニットと遠心ポンプの装着は，使用しているメーカーの添付文書，説明書を確認し，メーカーが推奨する方法で確実に装着する．
- 回路セッティング時や搬送時の前後にドライブユニットをサイド（横方向）から目視確認し正しく装着されていることを確認する．
- ECMOスタート時や搬送時，定時チェック時などに使用しているチェックリストを見直す．
- ECMO稼働中に遠心ポンプの不完全な装着を発見した際，ドライブユニットを停止せず遠心ポンプの装着を修正した場合には，遠心ポンプの軸ずれなど破損の原因となる可能性がある．このためドライブユニットと遠心ポンプの装着を適正な状態に戻す際は，必ずいったん回転を停止し再装着を行う[1]．

■ 事例2：モーターケーブルの外れ

- 装置を使用する前は本体とドライブモーターケーブルが確実に接続されロックが確実にされていることを確認する．特に定期点検時などケーブルを外した場合は注意が必要である[2]．
- 遠心ポンプが停止した場合は，血液が送血回路から逆流するため直ちに送血回路を遮断する．
- 遠心ポンプが停止すると血流の補助が維持できない．すぐに原因を特定し復旧できない場合はハンドクランクで手動操作を行い，循環を維持する必要がある．
- ドライブモーターケーブルを正しく接続しても正常作動しない場合は，ケーブルの断線や接続不良，ドライブモーターの故障などを疑い，予備ポンプへの交換などを検討する．
- 各施設で使用しているチェックリストを見直す．

文献

1) JaSECT安全対策委員会：遠心ポンプとドライブユニットの取り付けに関する留意点について，医薬品—安全性情報 No.21, 2022
2) 向原信彦（監修）：はじめての補助循環，メディカ出版，p99-104, 2013

第Ⅱ章　PCPS/ECMO の落とし穴

1. 補助が停止する落とし穴

b. ECMO 回路の落とし穴

落とし穴の紹介

■ 事例

　ICU にて ECMO 管理を行っていた．特に脱血不良などの兆候もなく循環状態は安定していた．朝の清拭，ベッドシーツ交換などが行われたのちに，突然 ECMO 流量が低下し低流量アラームが発生した．脱血不良や送血管の位置異常など疑ったが特に問題はなかった．回路などの屈曲がないか確認したところ，送血側の回路がベッド柵に挟まれているのを発見した．ベッド柵に挟まれているのを解除したところ，通常の血流量に復帰した．

■ 事例の分析

　ECMO の血液回路は挿入部から装置までが長いため，途中で屈曲や閉塞する危険性がある．今回の事例のように清拭時などにベッド柵を動かした際，回路がベッド柵に挟まった状態に気づかない場合がある．また，回路が挟まった状態を放置しておくと回路破損など，さらに重大なトラブルにつながる危険性もある．完全に閉塞した場合はすぐに気づくが，閉塞の状態が軽い場合は設定した低流量アラームにかからない場合もあるため注意が必要である．また，回路内圧を測定している場合はその変化でも気づくことができる．送血回路が閉塞した場合は流量が低下し，脱血圧の上昇と人工肺入口圧，人工肺出口圧が大きく上昇する．脱血回路が閉塞した場合は流量の低下とともに人工肺入口圧・人工肺出口圧が低下し，脱血圧は大きく低下する．通常は送・脱血回路の固定として，大腿部・下腿部・ベッドなど複数部位で固定されるが，回路の屈曲や閉塞は別の要因でも発生する場合もある．回路はしっかり固定されていた場合でも，装置本体の位置を動かした場合などに遠心ポンプ入口部分や人工肺出口部分に屈曲を生じる場合もあるため注意が必要である．

落とし穴の回避法と対処法

✔ 清拭時や患者の体位変換をする際は回路の取り回し，屈曲・閉塞などに十分注意し，可能であれば臨床工学技士も立ち会い，確認をする．

✔ 通常運転時の血流量，各種圧力（人工肺入口圧・出口圧・脱血圧）などを把握しておくことで異常時の原因を判断できる．

✔ 低流量アラームや各種圧力アラームを適正な数値に設定する．

✔ 患者移動時などの場合も回路の状態に注視する．

✔ 各施設で使用している ECMO チェックリストを見直す．

第Ⅱ章　PCPS/ECMO の落とし穴

2. 患者移動時の落とし穴

a. 医療用ガスボンベの落とし穴

落とし穴の紹介

■ 事例

　COVID-19 による重症呼吸不全に対して V-V ECMO を施行中の患者での導入から約 3 週間が経過し，人工肺の性能は低下傾向にあった．呼吸不全に改善の見込みがあれば回路交換も視野に入れていたことから，確認の CT を撮像するために移動することとなった．移動に際しては COVID-19 陽性患者としての感染対策が必要であり，移動経路の確保や Full PPE にて移動したため，通常の移動よりもかなりの時間を要した．CT の撮影テーブルへの移乗時に，ECMO の送血回路が黒いことを視認した．酸素ガスが流れていないことを疑い，確認したところ，酸素ボンベが空になっていた．移動開始時に酸素ボンベの栓は空いていることを確認したが，残量の確認をしていなかった．酸素ガスの供給を壁配管に変更し供給を再開したところ，速やかに送血回路が赤くなった．

■ 事例の分析

　長期間 ECMO を施行した場合，経過とともに人工肺のガス交換能が低下する．人工肺の交換もリスクを伴うため，酸素ガス流量，酸素濃度を上昇させて，限界まで管理することもまれではない．そのため，患者移動時においても酸素ガスの使用量が多く，酸素ガスボンベの残量が通常の管理時よりも早く減少することが予想される．今回の事例において，酸素ガスボンベが空になってしまった要因を下記に示す．

- ・移動時に酸素ガスボンベの残量を確認しなかったこと．
- ・酸素ガス流量が通常の管理よりも高かったこと．
- ・移動に予想以上の時間がかかったこと．

　ECMO 装着患者の移動は頻繁に行われることはなく，イレギュラーな対応を求められることがある．人工肺に酸素ガスが流れていない事象は，酸素ガスボンベが空になる以外にも，酸素ガスボンベの開け忘れや酸素チューブの接続ミス，予期せぬ外れなどの可能性も考えられる．そのため，移動前のチェックリストを作成し，患者移動時の手順を均一化することで，このようなトラブルを避けることが可能である．

落とし穴の回避法と対処法

✔日々の管理では，酸素ガスボンベの残量を確認し，残量が少ない場合は酸素ガスボンベを交換する．

✔酸素ガスボンベの残量から，現在の酸素ガス流量を吹送し続けた場合，何分間使用できるか計算できるようにしておく（表 1）．

✔ECMO 装着患者の移動時は，必ず酸素ガスボンベの残量を確認し，移動に耐えうることを確認する．

✔移動時は直前まで壁配管にて管理し，到着後，速やかに移動先の壁配管に接続できるよう確認しておく．

表1 酸素ガス使用可能予想時間一覧表

酸素流量(L/min)	ボンベ残圧（MPa）		
	5	10	15
1	136	272	408
2	68	136	204
3	45	90	136
4	34	68	102
5	27	54	81
6	22	45	68
7	19	38	58
8	17	34	51
9	15	30	45
10	13	27	40

酸素ボンベ内容量（3.4L）　使用可能予想時間（min）
注　ボンベ残圧が5 MPaを下回ったら交換すること

使用可能時間（min）＝酸素残量（L）×安全係数0.8/酸素流量（L/min）
酸素残量（L）＝酸素ボンベ内容量（L）×ボンベ残圧（MPa）×10

表2 当院で使用しているECMO移動時チェックリスト

ECMO移動時チェックリスト
☐ バッテリーの残量は十分あるか
☐ 酸素ボンベの栓は開いているか
☐ 酸素ボンベの残量は十分あるか
☐ 酸素チューブはボンベに付け替えてあるか
☐ 鉗子は4本備え付けてあるか
☐ 回路やケーブルに引っかかりはないか

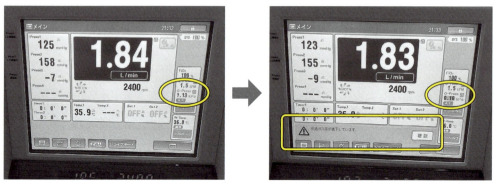

図1　吹送ガス圧低下によるアラート発生時の表示

✓ ECMO装着患者の移動は通常の条件と異なることが多いため，移動前のチェックリストを作成するなどで，手順を均一化する必要がある（表2）．
✓ ボンベの圧力低下を検知する酸素ガス流量計を用いることで，万が一，ボンベの残量が低下しても気づくことができる．
✓ ECMO装置に搭載されている吹送ガスの圧力を測定することで，酸素ガスが流れなくなった際に気づくことができる（図1）．

第Ⅱ章　PCPS/ECMO の落とし穴

2. 患者移動時の落とし穴

b. ECMO 装置の落とし穴

落とし穴の紹介

事例

　カテーテル治療室にて経皮的冠動脈形成術（PCI）中に急変し，緊急で V-A ECMO を導入した症例であった．ECMO 回路が短かったため，ECMO 駆動部や遠心ポンプ，人工肺を本体から取り外し，カテーテル治療台の上に置いて治療を進めた．その際に，ECMO 回路はすべて覆布に覆われていたため観察できない状態であった．治療終了後，覆布を剥がしたところ，人工肺上部に空気が溜まっていたが，ECMO 装置の気泡センサは発報しなかった．また，ECMO 回路プライミング完了時に回路内の空気は完全に除去できていることを確認していることからも，ECMO を開始した後，空気が混入したと想定される．

事例の分析

　ECMO では血液が回路や人工肺などの人工物と接触することで補体活性が発生し，患者の予後に大きく影響する．よって，回路長を短くするなどして回路充填量を減らす努力がなされている．しかし，カテーテル治療中に ECMO を施行すると，カテーテル治療台が高いため，回路長が足りなくなることがある．その際は，カテーテル治療台の上に ECMO 駆動部や人工肺・遠心ポンプなどを置く必要が出てくる．つまり，患者よりも高い位置に人工肺が設置されることとなる．現在使用されている人工肺は中空糸膜を介してガス交換を行う膜型人工肺となっており，患者より高い位置に人工肺を設置すると，中空糸膜より空気を引き込む可能性が高くなる．

　今回の事例では，ECMO 駆動部などをカテーテル治療台の上に置く際に，バランスが悪かったため，点滴棒に固定した（図1）．結果的に患者よりも高い位置に人工肺が設置され（図2），空気を引き込んだ可能性が考えられる．

　さらに，ECMO の気泡センサの装着位置も遠心ポンプと人工肺の間にあったため，空気が患者に誤送されたかどうかは判断できなかった．

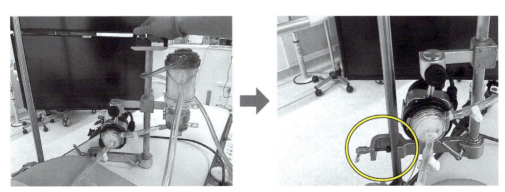

図1　ECMO 装置によってはカテーテル治療台に置くことができないため（左），点滴棒などに固定する必要が出てくる（右）

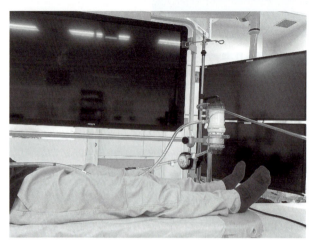

図2　患者よりも高い位置に設置された人工肺

> 落とし穴の回避法と対処法

- 人工肺を患者より高い位置に設置しないこと．
- いかなる場合も回路を目視で確認できるよう，覆布のかけ方など工夫することが重要である．
- カテーテル治療台にECMO駆動部などを載せなくていいような回路を設計することが望ましい．
- 人工肺から空気を引き込む可能性があるため，気泡センサは人工肺の出口側に装着することが望ましい．

第Ⅱ章　PCPS/ECMO の落とし穴

2. 患者移動時の落とし穴

c. 内蔵バッテリーの落とし穴

落とし穴の紹介

■ 事例

　V-A ECMO 施行中の患者が CT 撮像に向かうこととなり，移動の準備を始めた．ECMO 装置の
バッテリーが充電されていることを確認し，AC 電源を切断した．移動を開始し，CT 室に到着直前，
急に ECMO の電源が落ち，駆動が停止した．直ちに手回しハンドルにて循環を再開し，そのまま
CT 室に入室した．AC 電源を接続したところ，ECMO 装置の駆動が復旧した．復旧時にバッテリー
ゲージを確認すると，ほとんど充電されていない状態であった．

■ 事例の分析

　今回の事例では，移動開始前には十分に充電されていたが，10 分程度でバッテリーが切れてし
まった．通常，該当の装置は十分に充電されていた場合，1 時間程度は駆動するはずであったが，す
ぐにバッテリー切れを起こした．この装置は約 10 年間使用されており，その間，バッテリーの交換
が行われていなかった．この ECMO 装置に搭載されているバッテリーはリチウムイオン電池であり，
経年劣化することが知られている．さらに，リチウムイオン電池は「過充電」や「過放電」などにより
劣化が早まる傾向にある．したがって，経年劣化により十分な充電が行われていなかった可能性が高
く，それがバッテリー切れの原因であると考えられる．

　また，ニッケル水素電池が使用されている ECMO 装置も存在する．ニッケル水素電池には「メモ
リ効果」と呼ばれる現象があり，再充電時に放電電圧が急激に低下する．さらに，「自己放電」の割合
が大きく，リチウムイオン電池よりも劣化が早いとされている．バッテリーの劣化を最小限に抑える
ためには，「リフレッシュ」作業を定期的に行うことが有効である．

　意図せぬバッテリー切れを防止するには，自施設で使用している ECMO 装置に搭載されている
バッテリーの種類や特性を十分に理解し，定期的な管理が必要である．

落とし穴の回避法と対処法

✔ メーカーや機種により，ECMO 装置に搭載されているバッテリーが異なり，バッテリー駆動でき
る時間が異なるため，その特性を十分に理解し，使用する必要がある．

✔ ECMO 装置にバッテリー駆動できる時間を表示しておくことで，おおよその目安を得ることが可
能である．

✔ ECMO 装置のバッテリーは経年劣化するため，使用頻度や使用期間によって，メーカーが提示し
ているバッテリー駆動時間を大幅に下回ることがある．

✔ ECMO 装置に使用されているリチウムイオン電池やニッケル水素電池は経年劣化することが知ら
れており，完全放電した後，再充電する「リフレッシュ」にて劣化の速度を緩やかにする効果があ
る．

第Ⅱ章　PCPS/ECMO の落とし穴

2. 患者移動時の落とし穴

d. 手動装置の落とし穴

落とし穴の紹介

■ 事例

　ほとんど心臓も動いていない重症心不全の患者に対して V-A ECMO 施行中，遠心ポンプの駆動装置が突然停止し，循環が停止した．担当看護師が気づき，速やかに送脱血回路を鉗子で閉塞し，CPRを開始した．臨床工学技士にも連絡が入り，現場に急行した．遠心ポンプが停止していたため，手動装置での循環再開を試みたが，ベッドサイドに手動装置が準備されていなかった．別棟の倉庫まで取りに行く必要があり，手動装置を持ってくるのに約 10 分かかってしまった．さらに，使用していたECMO の回路が短く，手動装置を取り付けるのに手間取り，さらに時間を要した．

■ 事例の分析

　遠心ポンプの駆動装置の故障が原因で停止した場合，手動装置がないと再駆動させることは困難である．V-A ECMO では，ECMO による補助循環が停止すると，致命的な合併症が生じる可能性が高いため，手動装置で速やかに循環を再開する必要がある．

　今回の事例では，手動装置がベッドサイドになく，別棟の倉庫へ取りに行く必要があり，かなりの時間を要した．手動装置がベッドサイドにあれば 10 分以上 CPR を短縮できたことが予想される事例であった．さらに，手動装置の取り付けにも手間取ってしまった．その間，循環は停止し，ショック状態が続いていた．手動装置への付け替えは冷静に対応することが重要であるが，パニックに陥る可能性もある．冷静かつ確実に対応するには，日々のトレーニングが重要であり，トラブルシューティングや手動操作などを ECMO 管理するチームで訓練しておくことが大切である．

　また，遠心ポンプの部材が破損し，補助循環が停止する場合も十分考えられる．その際は，回路交換を必要とするため，対応が異なってくる．新しい回路をプライミングする際にも，手動装置を用いる可能性があるため，ベッドサイドに手動装置を常備することが望ましい．加えて，手動装置でプライミングを行うことのトレーニングも必要と考える．また交換用の器材の確保，配置についても検討が必要である．

落とし穴の回避法と対処法

✔ 遠心ポンプが停止した際の対策を ECMO チーム全員で共有しておく．

✔ ベッドサイドに手動装置を常備し，必要時にすぐ使用できるようにしておく．

✔ 手動装置への接続手順を定期的に確認しておく．

✔ オリジナル回路を作成する際は，手動操作が容易にできるようレイアウトを検討する．

✔ 遠心ポンプの駆動装置だけでなく，部材にも異常がないか日々の管理で確認することが重要である．予備の部材の確保も確認する．

✔ ECMO チームにて定期的にトラブルシューティングを行うことで，トラブルの共有やスムーズな緊急対応が可能となる．

✔ 手動装置を使用するシチュエーションは駆動装置の交換や回路の交換など，人手を必要とすることが多いため，十分な人員の確保が重要である．

第Ⅱ章　PCPS/ECMO の落とし穴

3. 凝血に関する落とし穴

a. チューブ内血栓などの落とし穴

落とし穴の紹介

■ 事例

　インフルエンザウイルスに感染して，ARDS に陥ったため気管挿管，人工呼吸管理を施行したが，酸素化が改善せず，P/F ratio が 100 を切ったため，V-V ECMO が導入された．APTT の目標値を45 秒に設定して抗凝固薬を投与していたが，脱血管および送血管にも赤色の血栓形成を認めた．APTT の目標値を 55 秒まで延ばして抗凝固薬の投与量を増やしたが，血栓は縮小せず，むしろ三方活栓の側孔から回路内にさらに伸展してきたため，回路交換を施行した．

■ 事例の分析

　血液が体内より補助循環回路へ導かれると，異物接触などによって血液凝固が生じる．血液凝固が発生しやすい場所としては，人工肺の血液停滞部（図 1），三方活栓付側枝回路（図 2）などがある．低流量補助の場合，血液の停滞が多くなり凝血しやすくなる．また，遠心ポンプの軸部分では摩擦熱が発生し，血液が熱変性を起こし凝血することがある（図 3）

　回路内血栓は，比較的頻度の高い合併症であり，送・脱血不良や膜型肺のガス交換能の低下，凝固因子の活性化や溶血の原因となる．また，送血カニューレの血栓では，塞栓症をきたす危険性もある．回路内血栓に関しては日々の観察が重要であり，回路の分岐や盲端を極力少なくすることで，リスクは低減可能である．

　V-V ECMO では回路内の血栓形成により肺塞栓が生じる可能性がある．V-A ECMO では血栓形成に伴い脳塞栓が生じる可能性があり，血栓形成時には早期治療介入が重要になる．V-V ECMO では回路を長くする場合があるが，回路の固定時に蛇行が強い場合には外側と内側では血流の流速の差が大きくなり血栓が形成されやすくなる．そのため悪戯にループを巻くのではなく，直線の部分を多くした固定を意識する．脱血側の血栓は，ポンプ停止や人工肺の塞栓などでの回路停止の危険性が高くなる．送血側の血栓は脳塞栓の危険因子となるため，可動性を認めたり増大傾向にあったりする場合には速やかにトリミング（図 4）や回路交換が必要になる．このように回路長が長い場合には血液成分が回路という異物と接触する表面積が大きくなることも SIRS（全身性炎症性反応症候群）や血栓形成を助長する可能性がある．サーキット誘発性 SIRS の発生にも注意を払う必要がある．

落とし穴の回避法と対処法

✔1 つの方法として回路をすべて交換する方法がある．他の方法としてはトリミングという方法もある．血栓の性状や大きさ，発生部位，患者の状態に応じて経過観察もありうる．施設の経験に応じ，その選択は変化する．回路破損による空気の引き込みや失血でも同様に，トリミングや全回路交換が必要となる．一方で希釈などの影響を受けやすい新生児では，部分交換も視野に入れた交換を実施している．単に回路といっても様々な考慮すべき違いがある．これらのメリット/デメリットを考慮し，症例や施設の特徴に合わせた回路選択を行っていくことが重要である．また，トラブル

53

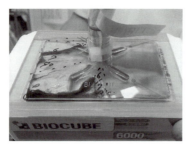
図1 人工肺血栓

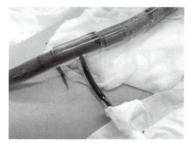
図2 三方活栓の血栓

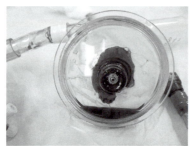
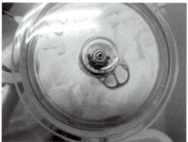
図3 遠心ポンプ血栓

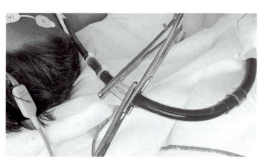
図4 トリミング
トリミングとは,一部を取り出して加工する作業を意味する用語である.ECMOに関しては図のようにECMO回路の一部分をクランプして切断することを指す.その後,コネクタを挟んで断端同士を接続する作業につなげる場合もある.切断時に血液を撒き散らせない目的で図のようにクランプを数回使用して切断部分を潰す場合もある.

の種類とその原因,施設の現状に合った対処法を日ごろから考えておくことはECMOを管理するうえで非常に重要である.回路交換は有効ではあるが,血小板低下や貧血の進行,凝固因子の低下などの合併症も生じうる.さらには新たな回路との血液の接触に伴い,交換のたびにSIRSが生じうることも念頭に置く.

✔ 血流のうっ滞や乱流が生じやすい部分としてはコネクタや三方活栓の部分は段差や長径の短さなどに起因して血栓形成が生じやすく,乱流や物理的な血液成分の損傷,血流うっ滞が生じやすい.

文献

1) Olson SR, et al : Thrombosis and bleeding in extracorporeal membrane oxygenation (ECMO) without anticoagulation : a systematic review. ASAIO J 67 : 290-296, 2021
2) Figueroa Villalba CA, et al : Thrombosis in Extracorporeal Membrane Oxygenation (ECMO) Circuits. ASAIO J 68 : 1083-1092, 2022
3) Nunez JI, et al : Bleeding and thrombotic events in adults supported with venovenous extracorporeal membrane oxygenation : an ELSO registry analysis. Intensive Care Med 48 : 213-224, 2022
4) Sun W, et al : Impact of High Mechanical Shear Stress and Oxygenator Membrane Surface on Blood Damage Relevant to Thrombosis and Bleeding in a Pediatric ECMO Circuit. Artif Organs 44 : 717-726, 2020
5) Leerson J, et al : Detecting Oxygenator Thrombosis in ECMO : A Review of Current Techniques and an Exploration of Future Directions. Semin Thromb Hemost 50 : 253-270, 2024
6) Kaesler A, et al : Technical Indicators to Evaluate the Degree of Large Clot Formation Inside the Membrane Fiber Bundle of an Oxygenator in an In Vitro Setup. Artif Organs 43 : 159-166, 2019

第Ⅱ章　PCPS/ECMOの落とし穴

3. 凝血に関する落とし穴
b. 人工肺の凝血の落とし穴

落とし穴の紹介

■ 事例

　ECMO施行時に抗凝固療法の評価としてACTを用いて管理した．ACTの値が200秒を超えて目標値を維持できていたため，抗凝固薬に用いていたヘパリンの投与量を段階的に漸減して最終的にヘパリンの投与を中止した．それでもACTは目標値を超えて延長していた．ヘパリンを中止したままECMOを施行していたが，数日後に人工肺内は凝血を認めて（図1），流量が急激に低下し深夜帯に緊急で回路交換を施行した．

■ 事例の分析

　補助循環施行時はECMOを要することになった原因疾患の増悪による炎症などの影響で凝固系が破綻することを時々経験する．ACTのみならずAPTTや血液粘弾性検査（TEG：Thromboelastography：図2）を併用すると，ACTでは300秒を超え，延長を認めていてもAPTTでは1.2倍程度やTEGではCKH-Rが10分程度と抗凝固療法の延長を認めないことがある（当院における目標値：ACT 160～180秒，APTT 1.5～2倍，CKH-R：16～24分）．ACTだけで補助循環を問題なく施行できる症例も多くある一方で，凝固障害があり出血を伴う症例では特に，APTTなど他の抗凝固指標となるパラメータで抗凝固療法の評価が一致しないときがある．複雑な凝固系を管理するためには複数のパラメータを用いて多角的な視野から抗凝固管理を行うことで，ACTだけでは管理が困難な凝

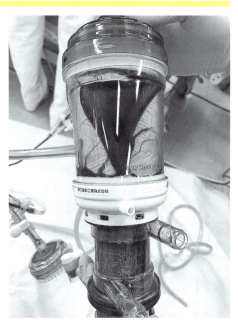

図1　凝血した人工肺

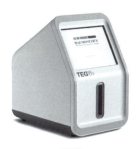
TEG
ヘモネティクスジャパン
合同会社より提供

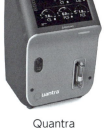
Quantra
平和物産株式会社
より提供

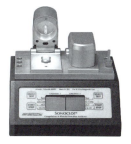
Sonoclot
アイ・エム・アイ
株式会社より提供

図2　各社血液粘弾性検査装置

固異常を早期に発見して対応することが可能になるものと考える.

　本事例では ACT のみを抗凝固療法の指標として管理を行い, 最終的にヘパリンの投与を止めた. ECMO の抗凝固管理として抗凝固薬を用いない報告は動物実験などで報告される[1]. 心臓外科手術後の出血が致命的な転帰が予想される場合に時間を限定して施行することはありうるが, いまだエビデンスとしては確立されていないものと考えられるので, 抗凝固薬の中止については注意が必要である. 出血のリスクが高い症例には, 半減期の短いフサンなどに抗凝固薬の変更も検討したい.

　ACT と APTT の値が解離する症例では, 経験上 APTT を中心として管理を行うほうが良いと考える. また ACT または APTT でも抗凝固療法を問題なく管理できているときでも, さらに TEG を合わせて管理することで凝固異常にいち早く気づくことがあることから, TEG の結果をもとに新鮮凍結血漿 (FFP) などの凝固因子の補充の検討も重要となる. フィブリノゲンが基準値以上あっても, TEG の結果で CFF-MA が低いときには血餅強度が低いときと判断して FFP を投与することで出血などの合併症を低く抑えることができた経験もあり, 抗凝固管理に有用と思われる. 補助循環を安全に施行する目的として, 様々な観点から抗凝固療法指標を用いて管理することで合併症を制御することが可能になる.

落とし穴の回避法と対処法

- ☑ 抗凝固薬を中止する際には ACT に加えて APTT や TEG などを合わせて評価して, 慎重を期して中止する.
- ☑ 中止する際には致命的な出血が継続する 12 時間以内や, 例えばドレーン出血が何 mL/h を切ったら抗凝固薬を再開するなどの, 時間制限やルールを設けて中止するようにする.
- ☑ やむを得なく抗凝固薬を中止する間は ECMO の流量を可能な範囲で増加して, 人工肺などの回路内凝血の予防に努める.
- ☑ ECMO 施行中にやむを得なくヘパリンを中止する際には, フサンなどの半減期の短い抗凝固薬の投与を検討する.

文献
1) Akiyama D, et al : Preclinical biocompatibility study of ultra-compact durable ECMO system in chronic animal experiments for 2 weeks. J Artif Organs **23** : 335-341, 2020

第Ⅱ章　PCPS/ECMOの落とし穴

3. 凝血に関する落とし穴

c. ポンプ内血栓の落とし穴

落とし穴の紹介

■ 事例

　COVID-19感染に伴う重症呼吸不全患者がARDSの進行のため，V-V ECMOが導入された．管理中に肺胞出血や消化管出血を繰り返したため，ECMO流量を5.0 L/minというハイフローで抗凝固薬は投与せずに管理する方針とした．ようやく肺野の透過性も改善してきたが，ECMO導入後，第20病日に看護師によるサーキットチェック時に遠心ポンプの異音と振動を認め，突然，血液流量が低下した．至急に緊急callをして人手を集めながら原因検索および蘇生処置を開始した．

■ 事例の分析

　本事例は，蘇生処置を施行しながら原因検索を進め，回路内圧のP1が上昇してP2，P3が低下しており遠心ポンプ機能不全が疑われた（表1）．遠心ポンプの流入部の軸に血栓が肉眼的にも確認しえたため遠心ポンプ内血栓に伴う機能不全と診断した．COVID-19パンデミックではサイトカインストームや血管内皮障害などのため強い血栓形成傾向を呈し，突然，遠心ポンプの軸に血栓閉塞を認めることでのポンプ停止という非常に危機的な事象も散見されている．今回はそれに加えて，抗凝固薬を使用せずECMO管理を継続しており，ハイフローでの管理で血栓形成を避ける工夫はしていたが，最終的には血栓形成が生じ，その血栓が遠心ポンプのヘッドの軸部を閉塞させてしまったと考えられる．

　ECMO管理の際の重要なチェック事項としてサーキットチェックが挙げられる．脱血管から回路，人工肺，ポンプ，送血管という流れに沿って漏れなくチェックする必要がある．ペンライトを使用して肉眼的にサーキットチェックを行う（図1）．この作業を1時間ごとに，あるいは2時間ごとに，各施設で様々ではあるが，繰り返し施行することが望ましい（図2）．また，ポンプに関してはいわゆる「見て，聞いて，感じて」という3感も重要である．肉眼的な血栓形成の有無に加えて，異音の有無，振動の有無，熱感の有無なども重要なチェック項目になる．採血によるFDPやDダイマーの

表1　回路内圧の変化

	ECMO流量	P1（脱血圧）	P2（肺前圧）	P3（肺後圧）	P4（送気圧）
脱血不良	↓	↓	↓	↓	→
ポンプ不全	↓	↑	↓	↓	→
人工肺目詰まり	↓	↑	↑	↓	→
送血不良	↓	↑	↑	↑	→
Wet lung・血漿リーク	→	→	→	→	↑
送気不良・ガスライン外れ	→	→	→	→	↓

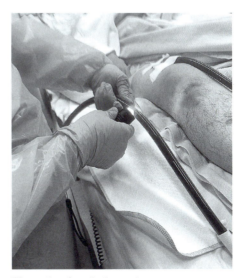

図1　サーキットチェック

脱血→送血側へ	血液の負荷	脱送血側に色調差がある（脱血：黒，送血：赤）	モニタ／コンソール	実測	回転数（rpm）
					血液流量（LPM）
	刺入部	出血，汚染はない			酸素濃度（FdO₂）／ガス流量（LPM）
		マーキングにズレはない			熱交温（℃）（実測／測定）
		カニューレは適切に固定されている			脱血圧（P1）
	回路／チューブ	チューブが地面に触れず，屈曲なく固定されている			肺入口圧（P2）／肺出口圧（P3）
					ΔP（P2-P3）
		チューブ・接続部に気泡，血栓・フィブリン塊はない			ガス圧（P4）
					cSvO₂
		接続部はタイガンで固定され，緩みはない	配線・配管		電源は単独使用である（緑）
					酸素・圧縮空気の配管の接続は適切である
	側枝	血栓・フィブリン塊はない			
		三活にテープが巻かれている			ガスチューブの接続は適切である
	生食ライン	鉗子でクランプされている			熱交換器の電源は接続されている
		クレンメ・三活はオフになっている	緊急時デバイス		ハンドクランクは適切な位置に設置されている
	ポンプ	血栓・フィブリン塊はない			
		異音はしない	CEのみ		O₂ フラッシュ／ 10 L で 10 秒実施
	人工肺	血栓・フィブリン塊はない			ACT
		Wet ling や血漿リークはない	備考		

図2 サーキットチェックの経時的変化におけるチェック項目

経時的な変化などにも注意を払う必要がある．ECMO 管理の長期化に伴い，凝固能の亢進，流量の減少など，血栓が形成しやすい状態になる．

落とし穴の回避法と対処法

✓ ポンプ内血栓に伴うポンプ停止の場合には緊急のハンドクランクもほとんど効果を認めない．つまり ECMO の停止を意味することで，超緊急の対応が必要になる．まずは人工呼吸器の設定を 100% 酸素，かつ高い PEEP，高い driving pressure に設定して呼吸回数も増やす．同時並行で速やかに回路交換の準備を行う．

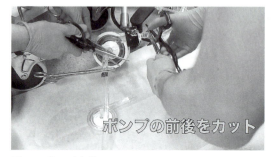

図3 ポンプ交換

✓ 人工肺とポンプが独立したタイプの ECMO 装置の場合で，かつ ECMO 停止の原因が明らかにポンプ内血栓によると判断しえた場合にはポンプのみの交換も理屈では可能である（図3）．全回路交換に比べて凝固因子の低下や Hb の低下，血小板の低下などを抑制しうるメリットがある．その一方で，交換時の物理的なスペースが狭く，清潔野の確保が難しいという問題もある．各施設でどのようなオプションを準備しておくかを検討しておく必要がある．

✓ 遠心ポンプ内の圧力が，出口以降の圧力より低くなると，逆流が起きる．臨床においては，患者の動脈圧が，遠心ポンプ内の圧力より高いと，逆流が生じるため，鉗子などでクランプする必要がある．特に V-A ECMO において問題となる．

文献

1) 市場晋吾ほか：ECMO 関連デバイスの特徴と注意点．人工呼吸 34：138-148，2017
2) 紺野幸哉ほか：ECMO 施行中回路内血栓が剝離し遠心ポンプ流入部を完全閉塞させ循環停止した一症例．体外循環技 45：42-45，2018
3) 大藤　純：体外式膜型人工肺（ECMO）の最近の進歩．四国医誌 73：207-220，2017

第Ⅱ章　PCPS/ECMO の落とし穴

3. 凝血に関する落とし穴
d. 左室内血栓の落とし穴

▶ 落とし穴の紹介

■ 事例

　拡張型心筋症（左室駆出率 15％）で外来治療を受けていた患者が，心不全増悪で入院となった．フロセミドとドブタミンで治療を受けていたが，乏尿を認め，肺うっ血も増悪し，収縮期血圧 65 mmHg となった．心原性ショックと判断されて，V-A ECMO と IABP が挿入された．V-A ECMO によるポンプ流量 4 L/min を確保したことで血圧も上昇したが，大動脈弁の開放は間欠的であった．十分な血流サポートが必要と判断されて 2 日ほど治療が継続されたが，肺うっ血は改善せず，心臓超音波を施行したところ，左室心尖部に血栓が形成されていることが発覚した（図 1）．

■ 事例の分析

　V-A ECMO による送血は左室に対する逆行性の血流となり，左室後負荷が上昇し自己の心拍出量が低下し，大動脈弁の開放が得られない，もしくは十分な開放が得られなくなることがある．その結果として，心腔内や大動脈弁基部で血流がうっ滞し，本症例のように左心内に血栓が生じ，血栓に伴う塞栓症などにより致命的な転帰となることがある．そのため，V-A ECMO 挿入時から左室減圧による予防策を講じ，エコーモニタリングを行うことが重要である．

　左室減圧の手段には侵襲的または非侵襲的な様々なアプローチがある（表 1）．V-A ECMO のポンプ流量を低下させることは左室後負荷の低減には有効ではあるが，不十分な組織灌流を招く懸念がある．IABP の併用は，最も頻繁に行われている左室減圧の手段である．IABP の併用でも，左室減圧のコントロールが不十分で大動脈弁の開放が十分に得られない場合があり，強心薬（カテコラミン，PDE Ⅲ阻害薬など）の使用や，血圧が維持されている場合には血管拡張薬（硝酸薬など）を使用することが有効な場合もある．IABP で不十分な症例もしくは高度な低心機能の場合には，左心ベント挿入や近年では Impella が左室減圧のより強力な手段として用いられている．

　V-A ECMO 使用中は，心腔内や大動脈弁基部の血栓や血流うっ滞に伴うもやもやエコーを心臓超音波検査で定期的に評価を行うが，特に重要なのは，大動脈弁の開放状態の観察である．ただし，Impella や左心ベントが挿入されている場合は，大動脈弁が開放していなくても十分に左室減圧ができていることもある．左室減圧は，血栓形成の予防とともに肺うっ血のコントロールにも重要であるために，右心カテーテルによる肺動脈楔入圧や肺動脈圧，胸部 X 線所見も併せて評価を行う．また，V-A ECMO の回路内血栓の予防と併せて抗凝固療法を行うことも重要な予防策となる．

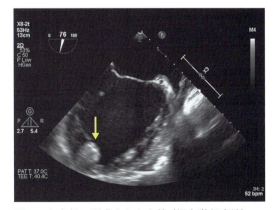

図 1　心尖部に形成された血栓（経食道超音波）

59

表1　V-A ECMO 使用中の左室減圧処置

	利点	不利点
非侵襲的		
V-A ECMO のポンプ流量を下げる	容易	不十分な組織灌流を招く可能性
強心薬	容易	効果が限定的，心筋の酸素需要上昇，不整脈の誘発
血管拡張薬	容易	効果が限定的，低血圧を招く可能性
侵襲的		
IABP	比較的容易，冠動脈血流の上昇	期待される効果は不確実
Impella	順行性の血流をサポート，大動脈基部の washing	やや侵襲的
左室ベント	確実な左室減圧	外科的挿入が必要で侵襲的

落とし穴の回避法と対処法

✔ V-A ECMO 導入時から，左室減圧に対する予防策を講ずる必要がある．

✔ V-A ECMO を使用する際は，IABP や左心ベント挿入，もしくは Impella を併用することにより左室減圧を図ることが一般的である．

✔ 強心薬の使用や，血圧が維持されている場合には血管拡張薬の使用も有効な場合がある．

✔ V-A ECMO 使用中は大動脈弁の開放状態と血栓形成を心臓超音波で経時的確認する必要があり，IABP もしくは何らかの理由で IABP を併用できない場合には特に注意して観察する必要がある．

第Ⅱ章　PCPS/ECMO の落とし穴

3. 凝血に関する落とし穴

e. ECMO 回路に FFP が流れて人工肺凝固の落とし穴

落とし穴の紹介

■ **事例**

　多発性外傷によるショックで搬送されたが，病着と同時に心肺停止に至ったことから ECPR（extracorporeal cardiopulmonary resuscitation）を実施した．V-A ECMO 確立後，事前に MTP（massive transfusion protocol）で依頼した解凍済 FFP が準備できたため投与を検討したが，輸液路が 1 ルートのみしか確保できていなかった．そのため，急速投与が可能な ECMO 回路脱血側の側枝（プライミングルート）より FFP の投与を開始した．また高度低体温を呈しており，出血コントロールを目的とした低体温症の是正目的に熱交換器による体温管理も開始していた．FFP の 5，6 単位目の投与中から急速に人工肺前圧（P2）が上昇し，徐々に ECMO 流量も低下してきたことから人工肺凝固が示唆され，新回路の準備を依頼した．

■ **事例の分析**

　本事例は FFP 製剤の急速投与を目的として，ECMO 回路の脱血側枝より FFP の投与を実施したことで人工肺凝固が生じたものである．開心術による人工心肺では，FFP の急速投与による局所的な凝固促進から，回路凝血に至る可能性について指摘されている．一方，PCPS/ECMO では ECMO 回路から FFP を急速投与することはまれであり，本事例のような特殊な状況に限定される．

　人工肺はその構造上，血液流の抵抗が上昇し，熱交換領域での温度変化が生じることから，ECMO 回路の構成要素の中で最も局所的な凝固が生じやすい．本事例のように外傷症例では，高度の線溶および凝固亢進を呈しており，回路内凝固をきたしやすい状況となる．そのため，ECMO 脱血回路から FFP を投与したことで，局所の凝固がさらに亢進した結果，回路内凝固が進行したものと推察される．

　ECMO の脱血側プライミングルートを用いた FFP 投与は急速投与が可能であるが，人工肺凝固のリスクに加えて，空気の引き込みリスクもあり望ましくない．また，FFP を経静脈的に投与した場合でも，静脈路のカテーテル先端位置が脱血管近傍にあれば，FFP がダイレクトに脱血側に流入し，人工肺内に局所的な凝固促進が生じうる可能性はある．したがって，ECMO 患者において FFP を急速投与する際には，回路内圧のモニタリング（表 1）による回路内凝固の早期発見が重要となる．ΔP（P2-P3）の開大は人工肺前の抵抗が上昇（P2 の上昇）と人工肺後の抵抗の低下（P3 の低下）によって引き起こされる現象であり，視覚的に認識できない人工肺内血栓を鋭敏にモニタリングできる．

表1　回路内圧の変化

	ECMO 流量	P1（脱血圧）	P2（肺前圧）	P3（肺後圧）
脱血不良	↓	↓	↓	↓
ポンプ不全	↓	↑	↓	↓
人工肺凝固 （目詰まり）	↓	↑	↑	↓
送血不良	↓	↑	↑	↑
Wet lung/ 血漿リーク	→	→	→	→

人工肺凝固が進行すると人工肺の抵抗が上昇することで人工肺前の P1，P2 は上昇し，人工肺後の P3 は低下する．
また抵抗が上昇することで，ECMO 流量も徐々に低下する．

落とし穴の回避法と対処法

✔ ECMO 下の FFP 急速投与は，人工肺凝固が生じ得る可能性がある．

✔ ECMO のプライミングルート（脱血側側枝）から FFP を急速投与することは避けるのが望ましい．

✔ カテーテル位置によっては，経静脈的に FFP を急速投与しても人工肺凝固が急速に進む可能性がある．

✔ ECMO 下で FFP の急速投与を行う場合には，必ず回路内圧のモニタリングを行う．

✔ ΔP（P2-P3）の開大は人工肺凝固を示唆する指標である．

第Ⅱ章　PCPS/ECMO の落とし穴

3. 凝血に関する落とし穴

f. 大動脈解離 OPE 後の ECMO 症例での HIT 発症

落とし穴の紹介

■ 事例

　大動脈解離に対して緊急で人工血管による上行置換術を実施し，集中治療室にて術後管理していた．術前から呼吸状態の低下を指摘されており人工心肺は離脱できたが，呼吸状態が不安定な状態が継続していた．術後 4 日目に呼吸状態が悪化し呼吸補助を目的とした V-V ECMO（以下 ECMO）を導入した．ECMO 開始時から抗凝固管理として，ヘパリンを使用し ACT と APTT を指標に管理を行っていた．ECMO 開始後 6 時間経過したところでの血液検査で急激な血小板減少を認められた．翌日の血液検査でも凝固因子が継続して消費されている所見が観察された．ECMO 回路での凝固因子の消費が疑われ，回路交換の方針となり実施した．しかし，さらに翌日も凝固因子のさらなる低下が観測され，回路交換後より人工肺前後の圧力差が徐々に上昇しており，人工肺の凝血が疑われ，連日で ECMO 回路の交換を余儀なくされた．

■ 事例の分析

　この事例は急速発症型のヘパリン起因性血小板減少症（HIT）を発症し，人工肺凝血が起き，凝固因子が消費されたと考える（表 1）.

　HIT ではヘパリン投与が誘因となってヘパリンと PF4（血小板第 4 因子）複合体に対する抗 PF4/ヘパリン複合体抗体（以下 HIT 抗体）が産生される．HIT 抗体は血小板，単球などを活性化させてトロンビンの過剰産生を惹起し，血小板減少とともに血栓塞栓症を引き起こす．人工血管置換術を行った際に人工心肺を使用するためヘパリンが投与され，その際に体内で HIT 抗体が産生されており，ECMO 使用により再びヘパリンを使用されたことにより発症したと考えられる．

表 1　HIT の分類

分類	発症頻度	発症時期	特徴
通常発症型 HIT typical-onset HIT	約 70%	ヘパリン投与後 5-14 日	基本型．血小板数は $20 \times 10^3/\mu L$ 以上で留まる
急速発症型 HIT rapid-onset HIT	約 30%	ヘパリン投与 1 日以内	ヘパリン再投与で発症．重症化しやすく大量投与では発熱，悪寒，呼吸困難などの強い全身状態を伴う
遅延発症型 HIT delayed-onset HIT	数%	ヘパリン中止後に発症	ヘパリン中止後にも血小板減少が遷延する
持続型 HIT persisting HIT	数%	ヘパリン投与後 5-10 日	ヘパリン中止後，血小板の回復に 1 週間以上かかる
自然発生型 HIT 症候群 spontaneous HIT syndrome	数%	規定なし	ヘパリン暴露歴がないにも関わらず，非典型的な血小板減少と血栓塞栓症が生じる
フォンダパリヌクス関連 HIT fondaparinux-associated HIT	数%	規定なし	フォンダパリヌクス交差反応を示す HIT 抗体が検出
ヘパリンフラッシュ HIT flush heparin HIT	数%	ヘパリン投与後 5-10 日	血小板減少は軽度
HIT 関連播種性血管内凝固 HIT-associated DIC	数%	ヘパリン投与後 5-10 日	血小板数が $20 \times 10^3/\mu L$ 以下となり，重症血栓塞栓症だけでなく出血合併症も伴う

［ヘパリン起因性血小板減少症の診断・治療ガイドライン作成委員会：ヘパリン起因性血小板減少症の診断・治療ガイドライン．血栓止血誌 32：737-782,2021 より許諾を得て転載］

落とし穴の回避法と対処法

回避法

- ヘパリン使用時の管理として,常に HIT の存在は理解して注意しておく必要がある.
- 原因検索の臨床診断方法として,日本血栓止血学会より提示されているヘパリン起因性血小板減少症の診断・治療ガイドラインより,4Ts スコア(血小板減少,血小板減少時期,血栓症や続発症,その他の血小板減少の原因)を使用する.
- 4Ts スコアで中等度以上であればヘパリンの中止,ヘパリン以外の抗凝固薬の投与開始とされており,国内で HIT 治療薬として承認されている抗凝固薬としてはアルガトロバンとなる.またアルガトロバンに加えて他の抗凝固薬を併用した管理の報告もある.また近年では HIT 抗体が血小板を活性化させないレベルまで低下させる血漿交換などの有効性が報告されている.
- 中等度以上の場合は HIT のスクリーニング検査(免疫学的測定法)を実施.陽性ならば機能的検査方法(2023 年時点では国内では北海道大学でのみ実施可能)で確定診断となる.4Ts スコアが高値で免疫学的測定法が高力価であれば,機能的検査方法を実施せずに HIT と診断してもよいとされている.
- ただし,心臓血管外科領域において HIT 抗体陽性率が 50%程度と報告されているが,HIT の発症確率は 0.2〜3.0%と低いとされている.HIT 抗体陽性だけで HIT と診断することは過剰診断につながるおそれがあるため注意が必要である.
- 集中治療室などの補助循環を使用している状況では,患者周囲に複数のヘパリンが同時に使用されている場合があるため注意が必要である(図 1).
- ヘパリンコーティングされている機材(送・脱血カニューレ,人工肺,遠心ポンプ,回路)の回避においては施設で慎重に検討するべきである.使い慣れないカニューレの挿入・入れ替えはリスクや患者の侵襲が高い.また人工肺や遠心ポンプは使用できる装置の互換性がないため装置を入れ替える必要があり,使い慣れていない装置での管理は同様にリスクが高くなる.

対処法

- 補助循環からの離脱が可能か検討し,離脱可能ならば離脱する.
- 離脱が困難な場合は一時的に ECMO の血流量を増加させて,抗凝固薬を減量または停止した状態での管理を行い原因検索する.ECMO 回路は手術で使用する人工心肺の開放回路とは異なり,血液が空気に触れない閉鎖回路のためであり,凝固管理の点で優れている.
- アルガトロバンは拮抗薬がなく,使用時の凝固管理は常に出血のリスクとの闘いであり,言うまでもなく早期の補助循環離脱を目指す.

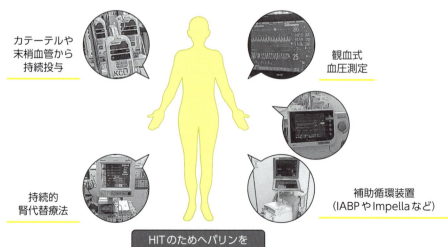

図 1 ヘパリンが使用される周辺環境

第Ⅱ章　PCPS/ECMOの落とし穴

4. 回路に吸い込まれる落とし穴

a. 充填液バッグから空気が流入

落とし穴の紹介

■ 事例

　心臓カテーテル治療室で冠動脈病変に対して治療中の患者が心室細動となり，電気的除細動にも反応しなくなったため，直ちにV-A ECMO導入となった．心カテ室の前室にECMO装置を持ち込み，ECMO回路をセットした．充填液ラインに充填液バッグを付け，充填と気泡抜きを確実に行い，送血・脱血回路を遮断して遠心ポンプを停止させて待機した．

　術野でカニューレの挿入が完了したので，装置をカテ室内に移動し，術野回路を術者に渡して，カニューレと接続した．遠心ポンプを回転させ，脱血・送血回路の遮断鉗子を外して補助循環を開始した．脱血は良好で目的の4 L/minの流量が確保でき，血圧も上昇してきた．

　ほどなく突然，遠心ポンプ部から「ジャ」という音が発せられたと同時に，送血流量がほぼゼロとなり，補助循環が停止した．見ると充填液バッグが空になって，バッグ内の空気が充填液ラインから遠心ポンプに流入しポンプが空回り状態になっていた．

■ 事例の分析

　このトラブルの原因は，充填液ラインの閉じ忘れであるが，この事例のように緊急事態でECMOを導入することが多く，慌てていると充填液ラインを閉じ忘れやすい．

　ECMO回路は閉鎖回路になっており，送血ポンプ（遠心ポンプ）が脱血ポンプとしても機能している．大腿部から経皮的に挿入する脱血カニューレは血液回路に比べて内径は細く，流体抵抗も大きい．このため図1に示すように脱血回路の内圧は大気圧より低くなっている．充填液ラインを閉じ忘れているとECMO開始とともに充填液は脱血回路から吸い込まれ，やがて充填液バッグは空になりバッグ中の空気がECMO回路に吸い込まれることになる．

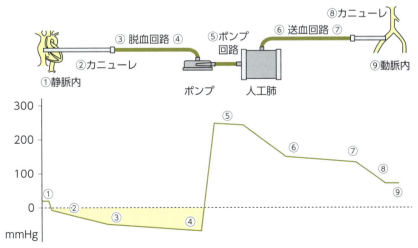

図1　ECMO回路の内圧の分布
［山口敦司ほか：人工心肺ハンドブック第3版，中外医学社，p181，2020より許諾を得て転載］

落とし穴の回避法と対処法

■ 回避法
- ECMO開始時のチェック項目に「充填液ラインを閉じる」を入れておく.
- 充填開始時に充填液バッグを逆さまにしてバッグ内の空気を抜いてしまうと,充填液ラインを閉じ忘れてもECMO回路への空気流入が防ぐとことできる(図2).

■ 対処法
- ECMO回路は閉鎖回路であるため,流入した空気を抜くルートはない.
- 直ちに遠心ポンプを止め,送血・脱血回路を遮断する.空気が遠心ポンプまでで止まっていれば,送血回路の遮断を解除し充填液バッグに空気を逆流させて除去する.
- 気泡が人工肺や送血回路に達しているならば,カニューレとの接続を解除して送血回路と脱血回路をバイパスさせて再循環によって空気を人工肺に吸収させる.
- あるいは新たにECMO回路を組み立てて充填し,回路を交換する.

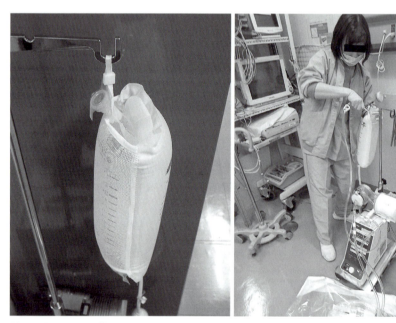

図2　あらかじめ逆さにつるされている充填液バッグ

第Ⅱ章 PCPS/ECMOの落とし穴

4. 回路に吸い込まれる落とし穴
b. 深部静脈血栓が吸い込まれた

落とし穴の紹介

■ 事例

症例は冠動脈バイパス術が施行された患者．術後第1病日に抜管し，呼吸循環動態は良好であった．術後第2病日の歩行リハビリテーション中に意識消失し，数分後には呼吸状態が悪化した．緊急挿管したがやがて心停止となり，V-A ECMO導入の方針となった．患者を心臓カテーテル室に移送し，透視下にて右大腿動静脈より送脱血管をカニュレーションした後，右大腿動脈送血・右房脱血にてV-A ECMOを開始した．送脱血開始後すぐに人工肺の入口と出口の圧力較差開大を認め，循環補助として十分な流量を得ることができなかったことから，血栓による人工肺の目詰まりを疑い回路交換を実施した．また，脱血管内に血

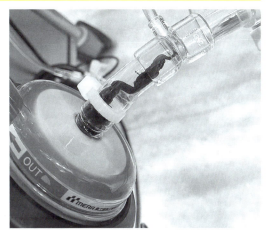

図1　遠心ポンプ流入部の血栓

栓が残存している可能性を考慮し，術野の医師に対し脱血管の瀉血を依頼し，脱血管からの良好な血液の流出を確認した．回路交換後，送脱血を再開したが，開始直後に暗赤色の血栓が遠心ポンプ流入部に存在していることが目視で確認され，流量補助を再開することができなかった（図1）．2度目の回路交換でV-A ECMOによる流量補助が成功した．肺動脈造影では，主幹部以降の肺動脈は造影されず，急性肺血栓塞栓症と診断された．

■ 事例の分析

この事例では，脱血管より血栓を回路内に引き込み回路閉塞が生じたと考えられた．急性肺血栓塞栓症は静脈あるいは心臓内で形成された血栓が遊離して，急激に肺動脈を閉塞する疾患である．広範な肺動脈の閉塞の場合ショック・心停止に至ることがあり，その場合V-A ECMOを用いた循環補助の適応となる．しかし，V-A ECMOを行う際，右房内あるいは下大静脈内に血栓が残存している場合に，脱血の強い陰圧により脱血管内に血栓が引き込まれ，回路が血栓で閉塞されることによりV-A ECMOの継続が不可能になることがある．また，血栓の存在する位置や量によってはこの症例のように繰り返し回路閉塞を生じる場合や，脱血管挿入後に脱血管からの良好な血液の流出を確認したとしても，脱血時の強い陰圧により血栓を引き込む可能性がある．

この症例ではV-A ECMO開始直後は回路内圧の状況から人工肺の目詰まりが生じたと考えられ，1度目の回路交換後は血栓による遠心ポンプ流入部の閉塞が生じた．人工肺の血栓による目詰まりでは回路内圧が人工肺入口圧＞人工肺出口圧となるような人工肺入口圧の上昇と，送血流量の低下が生じる（図2）．また，遠心ポンプは構造上，血栓などの大きな異物は通過させることができず，流入部を完全閉塞させてしまうことで，ポンプ不全が生じる．どちらの状況でも十分な循環補助が得られ

るような流量の流出は得られず，その場合救命が困難となる．V-A ECMO 開始直後に回路閉塞が疑われた場合は血栓の引き込みによる閉塞を考慮し，速やかに回路交換を行う必要がある．

落とし穴の回避法と対処法

- V-A ECMO の回路は閉鎖回路かつ即応性を重視していることから，リザーバーやフィルターを有しておらず回路内への血栓の引き込みによる回路閉塞を回避する方法はない．そのため回路閉塞にいち早く気づくことと，回路閉塞が生じた場合の対処が中心となる．
- CT などで大腿静脈や下大静脈の血栓が確認できている場合には，脱血管の挿入部位を考慮する．
- V-A ECMO の循環不全発生時における原因特定のため，送脱血開始直後から回路内圧は測定する．図 2 に V-A ECMO 循環不全時の回路内圧の変化例を示す．
- V-A ECMO 開始直後に回路閉塞が疑われた場合は血栓を引き込んだ可能性があり，回路交換を考慮する．
- V-A ECMO 循環不全時は周囲に状況を説明し，必要に応じて CPR の再開を依頼する．
- 回路を廃棄して，新たに回路を組み直す．また術野の医師に脱血管の交換や，脱血管挿入部位の変更を検討してもらう．
- 予備の ECMO 回路・カニューレを用意しておく．

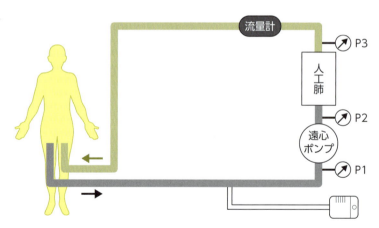

図 2　ECMO 循環不全の原因と回路内圧の変化

第II章 PCPS/ECMOの落とし穴

4. 回路に吸い込まれる落とし穴

c. ガイドワイヤが吸い込まれた

落とし穴の紹介

■ 事例

　重度心不全患者に対して，心カテ室でV-A ECMO導入となった．ECMOは順調に導入でき，循環動態は安定した．冠動脈造影検査の結果，冠動脈狭窄による虚血性心不全と診断できたため，冠動脈治療（PCI）を施行した．PCIも無事終了し，術後管理のため，肺動脈カテーテル（S-Gカテ）を挿入することになった．S-Gカテ留置のため，Seldinger法で頸部の静脈にシースを挿入した．そしてシースからガイドワイヤを挿入し，ワイヤの先端の走行を確認するためガイドワイヤから目を離し，透視画像を見たが，ガイドワイヤの先端が確認できなかった．シース部の手元にもガイドワイヤがないため，床に落としてしまったと思い，再度ガイドワイヤを開封してもらい挿入し，ガイド下にS-Gカテが留置できた．ECMO導入と治療を終えたためICUに帰室した．患者の血行動態が安定しているのを確認しICU看護師にECMOの申し送りをし，ICUを離れた．しばらくすると，ICUの看護師からECMOに血栓が見えると連絡が入った．ICUに出向き看護師とともにECMOを確認すると，人工肺に線状の黒い影が見えた．また遠心ポンプ部には線状の白いものが確認できた（図1，図2）．この線をよく見ると，よじりがあり，カテ中に消えたガイドワイヤだとわかった．

■ 事例の分析

　ECMOの脱血カニューレは上大静脈付近に先端があり，そこから早い流速で血液を吸い込んでいる．ここにガイドワイヤの先端が近づけば，先端は容易にカニューレ内部に吸い込まれていくと推測できる．ここでガイドワイヤの末端が離されれば，ガイドワイヤ全体が瞬時にECMOの脱血回路へと吸い込まれたであろう．

　この事例で使用した遠心ポンプはテルモ社のCAPIOX-SPポンプで，ポンプの回転子に羽を有しない流路型のポンプであった．このため，幸いポンプに絡まらずに人工肺に達していた．もし，ガイドワイヤが遠心ポンプの回転子に絡まっていれば，ポンプは停止するだろうが，停止している原因が

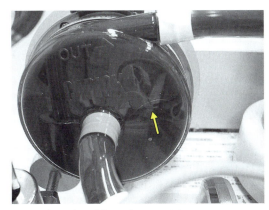

図1　遠心ポンプ内のガイドワイヤ

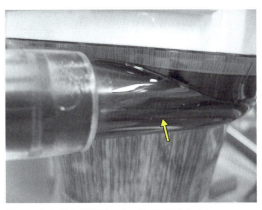

図2　人工肺に到達しているガイドワイヤ

わからなければモーターの交換などを行っても復旧できずにいたはずである.

　なおその後，ECMO 回路にガイドワイヤが吸い込まれる事例は複数の施設からも報告されている.

　本事例はガイドワイヤが吸い込まれたが，静脈が陰圧になっているとシース部から空気も吸い込まれることも考えられる.

落とし穴の回避法と対処法

■ 回避法

✔ 脱血回路が陰圧になっていることを周知させる.

✔ ガイドワイヤから手や目を離さない.

■ 対処法

✔ ワイヤが回路に流入しても循環が維持できているのであれば，そのまま補助循環を続け，その間に新たに ECMO 回路を組み立てて充填し，回路を交換する.

✔ ワイヤが絡まりポンプが停止しているのであれば，直ちに送血・脱血回路を遮断して逆流を止める.そして新たに ECMO 回路を組み立てて充填し，回路を交換する.

陰圧に潜む落とし穴「脱血回路の危険性」

　医療で広く行われる点滴や輸血の回路内は，送るルートになるので通常陽圧である.陽圧の回路の接続部が緩めば，そこから薬液が漏れ出すが，大きな事故にはならないであろうし，液体が漏れるので気づきやすい.

　一方，人工心肺・補助循環 (ECMO/PCPS)・血液浄化 (HD，CRRT)・成分採血などは体内から血液を脱血している.カニューレや穿刺針は血管に比べて細いため脱血回路は通常陰圧になっている.このような体外を循環する治療は広くは使用されていないため，回路が陰圧になっているという感覚を持つ医療者は少ないはずである.陰圧の回路の接続部が緩んだり回路の活栓を誤って開いたりしてしまうと，限りなく空気が流入することになる.回路に侵入した気泡を検出するセンサがあり，これに連動するアラームやポンプの停止機能がなければ，回路に空気が流入しても視覚として気づくことはほぼ不可能で，そのまま送血回路から患者に空気が送り込まれてしまう.動脈に空気が流入すると末梢血管で詰まり，血流が途絶えるため空気塞栓症となる.大動脈へ送血している場合には，最も重要かつ脆弱な脳にも送られるため，特にリスクが高い.

　このような空気誤送事故は決して少なくないはずである.体外を循環させる治療器を直接操作する担当者は，そのような治療にかかわるすべての医療者に対して，回路が陰圧になっていることと陰圧のリスクを周知させるべきであろう.

第Ⅱ章　PCPS/ECMOの落とし穴

4. 回路に吸い込まれる落とし穴
d. 脱血圧センサから空気が吸い込まれた

落とし穴の紹介
■ 事例

重度肺炎患者に対して，V-V ECMOが導入された．ECMOは順調に導入でき，血液ガスも安定したが，肺炎の回復には時間を要して長期管理となった．ECMO回路には脱血不良を検出するため脱血回路にも圧力センサが取り付けてあった．時折，このセンサから脱血圧低下のアラームが出ていたので，補液・輸血・カニューレ位置の微調整・体位変換などで対応していた．

夜中に人工肺出口部に取り付けてある気泡センサがアラームを発したと看護師から夜勤の臨床工学技士に連絡が入った．臨床工学技士が確認したところ，空気が流入しやすい脱血回路の活栓などは確実に閉まっていた．ただ人工肺をよく見ると上部にわずかに気泡が確認された．空気の流入箇所が特定できなかったため，新たにECMO回路を準備し，回路交換を行った．交換後，外した回路の圧センサがある脱血回路を注射器で陰圧にしてみたところ，センサ部から回路側に気泡が流入した（図1）．

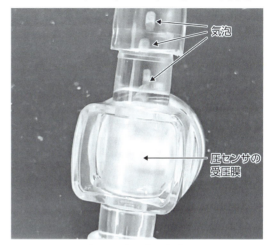

図1　圧センサ部から流入する気泡

■ 事例の分析

圧力センサには受圧膜があり，この膜が回路内部側と大気側にある圧素子を仕切っている．回路内圧の変化によって受圧膜が変位するのを圧素子が捉えて圧測定が行われているが，圧力変化が大きくまた変化の頻度が多いと受圧膜には相応のストレスがかかる．先の項目で述べたようにECMOの脱血回路は陰圧になっており，脱血回路の圧センサの受圧膜が破れれば，大気側から空気を吸い込むことになる．

この事例は，回路使用が長期であったことや脱血不良が頻回に発生していたことなどが誘因となり，受圧膜が破断し気泡が流入したと推測できる．

落とし穴の回避法と対処法
■ 回避法

✓ どの圧センサにも受圧膜がありここが破断することもあると認識しておく．
✓ 特に長期補助や大きな圧力変化を繰り返す場合には注意する．
✓ 補助循環回路の交換時期を決めておき，凝血や酸素加不良がなくても時期になったら交換する．
✓ 陰圧になる脱血回路には圧センサを用いずに，ECMO流量低下時に陽圧側の人工肺前後圧から原因を推測することもできる．

■ 対処法

✓ 気泡があれば直ちに送血・脱血回路を遮断し，補助循環を止める．そして新たにECMO回路を準備して回路を交換し，補助循環を再開する．

第Ⅱ章　PCPS/ECMO の落とし穴

5. 装置管理の落とし穴

a. 単位設定の違いによる低流量

落とし穴の紹介

■ 事例

　ECMO 症例が続き，装置不足のために関連施設から同一機種の装置を借用することになった．装置を受け取り，練習用の回路でホルダーの位置調整や試運転と点検を行った．翌早朝に V-A ECMO が導入され，借用した装置を使用した．2 時間後，担当した C 技士から申し送りを受けた際に，血液流量が 3.5 L/min だが血圧が上昇せず，昇圧薬も大量投与されていることを伝えられた．引き継ぎを受けた D 技士は借用した X 社の遠心ポンプだと回転数 1,800 rpm は低いことに気づき，ECMO 装置とは別の超音波流量計で計測したところ 0.7 L/min と表示された．装置異常も含めて装置を確認すると 3.5 を表示する単位は "L/m^2/min" で灌流指数が表示されていることに気づいた．装置に設定された体表面積を確認すると 0.2 m^2 であった．装置の表示を "L/min" に変更した．医師に血液流量が 0.7 L/min であったことを報告し，一緒に回路や人工肺に血栓がないことを確認し，念のためにヘパリン 2,000 単位静注し，平均血圧が 60 mmHg になるまで血液流量を増やした．遠心ポンプの回転数は 3,500 rpm，血液流量は 3.0 L/min，ガス交換にも異常はなかった．すぐに昇圧薬は減量され，3 日後に ECMO から離脱した．

■ 事例の分析

　この事例の原因は，施設間での相違点に気づけなかった点と ECMO を導入した技士の知識不足である．医療機器メーカーから装置をレンタルすることはこれまでにも経験していたが，関連施設から装置を借用することは初めてで，施設間の相違点を埋めることがないまま借り受けてしまった．具体的には，貸出施設は灌流指数を表示し，借受施設では灌流量を表示させていたことである．導入した技士に回転数の低さに気づけなかった理由を確認すると，"当院の Y 社のポンプと同じだと思った" とのこと．ポンプの種類によって流量特性が異なることなどの基礎知識が不足していた．

落とし穴の回避法と対処法

■ 回避法

✔ 貸出と借受間において装置の設定を確認し，借受側は施設の運用に則した使用前点検を実施し，記録すること．また返却時は必ず元の設定に戻すこと．

✔ ECMO 症例にかかわる職員は，遠心ポンプの流量規定因子であるカニューレサイズ，回路長や径，人工肺の抵抗，血液流量や生体の動脈圧，静脈圧が一連のものであることを理解しておくこと．

✔ 遠心ポンプの流量規定因子を理解したうえで回路内圧計の利用を検討する．

■ 対処法

✔ ECMO を稼働しても補助効果が得られない場合に備えて，パニック値を設定し，医療チーム内の連絡網を整備する．

第Ⅱ章　PCPS/ECMO の落とし穴

5. 装置管理の落とし穴

b. 流量計のトラブルによる計測誤差

落とし穴の紹介

事例

　臨床工学技士（CE）は ECMO 装着患者の CT 撮影に帯同し，ICU に帰室した．人工肺への送気ガスは酸素ボンベから酸素ブレンダーに変更，電源もバッテリーから AC コンセントに変更した．次いでモニタリング，冷温水槽の接続，血液ガス分析や ACT を測定し，帰室して 30 分後にようやくチェックが行えた．確認すると遠心ポンプの回転数が上がっていた．看護師に確認すると血液流量が 2.0 L/min に低下したため医師が 2.5 L/min に変更したとのことだった．SvO_2 値は上昇していたため CE は血液流量を増やすことに違和感を覚えていた．チェックを続けていると流量計の蓋が開いていることに気づき，蓋を閉じたところ血液流量が 3.0 L/min に増加した．CE は再現性を確認し，医師に報告したところ血液流量は 2.5 L/min に戻すことになった．変更後，しばらくすると SvO_2 値も元に戻った．

事例の分析

　ECMO 患者の移動を行うと患者の血行動態が変化する場合もある．医療者側も意図せず，装置のダイヤルなどに触れてしまう，回路の折れ曲がりや外れ，ケーブル類の接続外れなどのおそれもあるため移動後にチェックリストを用いた確認が必要である．

　今回の事例では，医師は患者移動が原因で何かしらの状態変化が発生し，血液流量の低下が発生したと判断したが，医療チームでの原因検索も必要だった．その中で CE は装置の点検を実施し，流量計の蓋が解放していることに気づけた．CE の特性が医療チームで発揮できた事例と考える．

　装置の取扱説明書，添付文書を確認すると，血流計は蓋を閉めた状態で超音波ビームのすべてがチューブ内の血液を貫通し，積分して体積流量を算出する装置であった．そのため蓋が開いた状態ではチューブの一部にビームが通過しないため流量が低く表示されることが理解できた．

落とし穴の回避法と対処法

回避法

✔チェックリストを利用して，装置の固定，器材・回路など装着状態を確認する．

✔稼働中の点検は定時点検に加えて，移動後の点検も実施する．

対処法

✔血液流量が変化した場合は患者の状態確認に加えて，ポンプ回転数，回路の折れ曲がり，脱血不良，流量計なども確認すること．

✔流量計にジェルの塗布が必要な機種もある．正確な流量表示を行うためには，メーカーが推奨するジェルを利用すること．併せて定時点検を実施すること．

✔流量計が破損し計測値が表示されない場合は，ポンプ回転数，血圧，SpO_2，ガス分析値などが維持されることで循環が安定していることを判断する．その間に流量計あるいは ECMO 装置を準備して交換する．

✔ECMO 装置の設定にロック機構がある場合は利用する．

第Ⅱ章　PCPS/ECMO の落とし穴

5. 装置管理の落とし穴

c. 回路の屈曲損傷

落とし穴の紹介

■ 事例

　緊急で肺動脈内血栓摘出術を施行したが，循環動態が不安定なため V-A ECMO を開始した．第 4 病日でも自己肺は改善されず，第 5 病日からは右完全側臥位の体位管理を実施することになった．ECMO はポンプ回転数 3,700 rpm，血液流量 3.0 L/min，吹送ガス FiO_2 100％，2.0 L/min だった．体位管理は多職種で実施することになり，CE は右大腿から挿入されたカニューレの管理と ECMO 回路，装置の管理を担当した．第 7 病日にも実施されていたが，CE が予定時刻に訪室したところすでに仰臥位に戻されていた．CE が稼働点検を行ったところ，血液流量が 2.0 L/min に低下していることに気づいた．看護師と確認したところ，ベッドへの送血回路の固定部が折れ曲がっていることを発見，解除すると血液流量は 3.0 L/min へ，血圧も上昇した．幸いにも回路内に血栓の発生や回路の損傷はなかった．

■ 事例の分析

　この事例の要因は，業務が慌ただしかったことを理由に"ルール無視，確認忘れ・不足"が生じたことだった．発生した内容は，短時間の流量低下だったが，重大なアクシデントにつながる可能性があった．回路の折れ曲がりで回路内血栓が発生した場合は，脳梗塞などの血栓塞栓症，チューブに損傷が生じた場合は，空気誤送や血液漏れなどが起こりうる．血液流量が不安定なことは循環動態への影響だけでなく，体外循環特有のトラブルや弊害を招く可能性も理解しておくことが必要である．

落とし穴の回避法と対処法

■ 回路屈曲，損傷の回避法

- ✔患者の移動，体位変換を行う際は，回路全体を目視確認し，互いに声がけする．
- ✔屈曲しやすい部分にカバーなどの部材を利用する．
- ✔血液流量の低下アラームを設定する．
- ✔多職種で情報共有するための経過表ならびにチェックリストを利用する．

■ 回路破損の対処法

　以下の対処方法は必ず患者をベッド上で安静にさせた状態で実施すること．

■ 部材や回路に傷がついた場合

- ✔一時的な応急処置としてサージカルフィルムなどを貼付し，その後，本格的な修復，回路交換を実施する．

■ 脱血回路，部材を破損，切断したため空気の引き込みが発生した場合

- ✔頭部を下げる．
- ✔送血回路内に残留空気がないことを確認する．
- ✔空気が存在する場合は回路や体内から空気除去を試みる．あるいはすべての回路交換を実施する．誤送された空気が少量と判断された場合は経過観察する場合もある．

■ 送血回路，部材，回路が破損，切断したため大量出血が発生した場合

- ✔破損，切断した前後で回路に鉗子をかけ，回路交換を実施する．

✔循環血液量が不足する場合は輸血，輸液を行う．

■ **回路内血栓が送血された場合の対処法**

✔回路内に血栓が残存すれば回路交換を実施する．

North-South syndrome

　心停止に至った患者に心臓マッサージを行い，大腿動静脈からの V-A ECMO を導入した．心機能が徐々に回復をしてきたため，V-A ECMO 離脱に向けて補助循環量を徐々に下げていくとそれまで回復傾向にあった心機能が不良となった．このため再び V-A ECMO 補助循環量を上げた．心機能が回復してきたため再度 V-A ECMO 離脱を試みるもまた心機能が落ち込んだ．人工肺の出口や左手での採血では血ガス値は良好であったが，乳酸値が上昇してきた．もしやと右手で採血した血ガス値の PO_2 が低値であった．本症例では心臓マッサージの影響で肺出血をきたしており，肺機能障害が遷延していた．

　このような事例は臨床現場でしばしば遭遇するものであり，North-South syndrome といわれている．機能不全に陥った肺を経由して回復した心臓から駆出される血液は低酸素状態であり，大動脈弁直上の冠動脈や頸部分枝には低酸素血しか流れず，心機能が落ち込んだり，低酸素脳症をきたしたりという可能性がある．V-A ECMO 補助量が多い場合は大腿動脈送血からの酸素化された血液が大動脈基部まで到達し心機能の回復に寄与するが，肺機能が悪いまま心機能が回復してくると心臓から低酸素血が冠動脈や頸部分枝に流れてしまうということである．つまり，心機能が良くなったので ECMO 離脱を試みるも，その度に心機能が落ち込むということを繰り返すことになる．この病態を疑った場合，本症例のように右上肢からの血液ガス分析や SpO_2 モニタを確認する必要がある．North-South syndrome を認めた場合，心臓から酸素化された血液を駆出させるために大腿動脈送血に加え，対側の大腿静脈または総頸静脈送血を行う V-AV ECMO へ移行させる．または大腿動脈送血を右腋窩動脈送血へ変更する．心機能が改善している場合，V-V ECMO に移行させる．ちなみに，North-South syndrome という名称は身体の上のほう（頭側；北）は黒い血，下のほう（尾側；南）は赤い血が流れるイメージから来ており，Harlequin Syndrome とも呼ばれる．

第Ⅱ章　PCPS/ECMO の落とし穴

6. ガス供給の落とし穴

a. ガスブレンダーの落とし穴

落とし穴の紹介

■ 事例

■ 事例1

　補助循環管理下で自己肺での酸素化も良くなってきており，臨床工学技士 A は朝から医師の指示にてガスブレンダーの FiO_2 設定を下げて離脱に向けて患者の血液ガスデータを見ながら管理していた．午後になって臨床工学技士 B が使用中の人工肺ガス交換能チェックを行ったところ，前回チェック時の値よりも PaO_2 値が下がっていた．B 技士は人工肺ガス交換能の低下を疑い医師に報告し，人工肺交換の指示を受けた．交換のために A 技士にも連絡が入り，ICU で交換前の確認を行ったところ，B 技士は管理上 FiO_2 が下げられていたことに気づいた．FiO_2 を朝の設定値に戻してチェックをし直し，人工肺交換は行わないこととなった．

■ 事例2

　他施設にて開心術後の肝機能障害および急性腎不全治療目的に転院搬送となるも，血行動態が安定しないため IABP および ECMO 導入となった．血液ガスデータにて $PaCO_2$ 低値だったため CO_2 付のガスブレンダーを使用していたこともあり，医師が CO_2 を流し始めた．夜勤中に患者の血液ガスデータを定時的に確認していたが，pH，$PaCO_2$ ともに正常範囲で経過していた．翌朝，装置の点検を行ったところ人工肺出口の $PaCO_2$ 値が高値を示していた．CO_2 流量を確認すると高流量で流れていた．

■ 事例の分析

■ 事例1

　カルテや指示書に医師指示が記されていなかったため，離脱に向けてガスブレンダーの設定変更を行っていることが，医療チーム内で周知，共有がされていなかった．また患者状況の情報を他の業務との重複や「知っているであろう」との思い込みのため共有できていなかった．人工肺のガス交換能の評価を行う際にガスブレンダーの設定変更について医師の指示が不明確だったことが要因として挙げられる．

■ 事例2

　CO_2 が流せるガスブレンダーを使用した場合ではあるが，医師の流量設定ミスが要因である．血液ガスデータは正常値であったことから違和感なく管理していたが，本来は人工肺出口の CO_2 データが高値であった．患者の換気量増大などでの代償により患者の血液ガス値は正常値を保てていた．

落とし穴の回避法と対処法

- ✔ ECMO にかかわる設定変更のプロセスに臨床工学技士を関与させる．
- ✔ 患者のモニタリングを徹底し，設定変更および手技前後の観察を行う．
- ✔ 設定変更の際は医師，看護師，臨床工学技士間で必ず情報共有・確認する．
- ✔ 設定変更後の血液ガス評価のタイミングを決める．
- ✔ 設定変更や手技を行うことによるデメリットを理解したうえで医療行為にあたる．

第Ⅱ章　PCPS/ECMO の落とし穴

6. ガス供給の落とし穴

b. 酸素チューブの落とし穴

落とし穴の紹介

■ 事例

■ 事例 1

　補助循環管理下で CT 検査のため，臨床工学技士 C は ECMO の院内搬送を行う準備を開始した．搬送に伴い酸素ブレンダーから酸素ボンベに酸素チューブをつなぎ変え，酸素流量を（流れていることを）確認した．CT 室まで搬送中，患者の SpO_2 の低下アラームが鳴り，確認すると ECMO 送血側の血液色が明らかに黒くなっていた．酸素流量計を確認したところ，酸素流量が "0" となっていた．

■ 事例 2

　CT 検査が終わり集中治療室に戻ってきた際，看護師はライン整理を行い，臨床工学技士 D はマニュアルに則り人工呼吸器設定の確認を行った．ECMO に関しては，帰室を手伝おうと臨床工学技士 E が ECMO 装置のガスブレンダーのパイピングを壁配管につなぎ，FiO_2 設定と酸素流量を確認した．しばらくすると生体情報モニタの SpO_2 値が低値アラームにて鳴った．確認してみると ECMO 送血側の血液色が明らかに黒くなっており，酸素化がされていなかった．

■ 事例の分析

■ 事例 1

　酸素チューブをガスブレンダーから酸素ボンベの流量計につなぎ変え，フロートが動いて酸素が流れたことまでは確認していたが，酸素ボンベの元栓を開けることを忘れ，ボンベ内圧の確認も怠った．また，前の使用者が元栓を閉めたときに流量調整器内の圧を抜かなかったため，今回，残っていた内圧分での酸素が流れて酸素が流れていると勘違いし，残圧が "0" になった時点で酸素化ができなくなったことが要因として挙げられる．

■ 事例 2

　酸素チューブを酸素ボンベの流量計から酸素ブレンダーへつなぎ変えるのを忘れたのが要因である．帰室後，パイピングを行い，酸素が流れているのを確認したまでは良かったが，肝心の酸素チューブをつなぎ変えることを忘れたために，酸素ボンベが空になることで酸素化ができなくなったことが要因として挙げられる．また，D 技士は人工呼吸器設定の確認を行っていたが，ECMO のチェックは E 技士が対応しているので ECMO 側のチェックは任せており，E 技士はあくまで手伝いでトータル的な最終チェックは D 技士が行うだろうとその場を離れたのも要因の一因である．

落とし穴の回避法と対処法

✔酸素ボンベの運用方法を統一する（使用後は必ず残圧を抜いておくなど）．

✔搬送前・搬送中・搬送後のチェックリストを最低限の重要な項目だけというシンプルな形で作成し，1 人のみでチェックせずに多職種間でチェックする．また搬送後チェックの手順等を整理し，多職種で手を止めてチェックを行うなど工夫する．

✔酸素チューブ内の圧を測定し常時モニタリングする．高低圧アラートを厳密にかけることで早い段階で変化に気づくことができる．

77

第Ⅱ章　PCPS/ECMO の落とし穴

7．カニューレの落とし穴

a．ECMO 脱血管の左房内迷入（経 PFO）

落とし穴の紹介

■ 事例

　突然の強い胸痛で救急搬送となった 80 歳代の女性．来院時も胸痛は継続し，血圧 85/40 mmHg，心拍数 120 bpm．心エコーにて前壁の Asynergy を認めた．急性心筋梗塞が疑われ緊急カテーテル検査のためカテ室に搬送中に心停止となり心肺蘇生が開始された．カテ室での心エコーでは全周性の心嚢液貯留を認め，急性心筋梗塞に伴う心破裂と判断された．心臓マッサージを継続しつつ，透視下にガイドワイヤを用いて総大腿動脈・静脈から V-A ECMO を導入．心臓外科にコンサルト．緊急で左室修復術が施行された．

　術後の胸部 X 線にて右大腿静脈から挿入した脱血管の弯曲を認めた．CT で確認すると卵円孔越しに脱血管先端が左房に挿入された状態であった

　そのため，再度ハイブリッド手術室に搬送し，経食道心エコーと透視下に脱血管を抜去し，先端位置を右房内に調整した．

■ 事例の分析

　心肺蘇生下での V-A ECMO 導入は ECPR（extracorporeal cardiopulmonary resuscitation）と呼ばれ近年一般的なものになりつつある．

　しかし心肺蘇生下で V-A ECMO を挿入する場合，CPR 施行している場所によっては十分な安全確認ができず，また時間的な余裕がない場合がほとんどである．そのため，ECPR を適切かつ滞りなく行うには多くの臨床経験と V-A ECMO 取り扱いへの熟達が必要である．

　本症例もカテ室で透視下に V-A ECMO を導入しており，標準的な手順を踏んでいた．しかし，ガイドワイヤ先端が上大静脈にあることの確認が不十分であったと考えられる．CPR 中はどうしてもマッサージにより患者の体動が激しくなり"まっすぐ SVC にガイドワイヤが上がっている"ことの確認が難しい．通常，右房でガイドワイヤが反転した場合，右室内迷入や心臓穿孔を起こすリスクが高く，脱血管挿入は行われない．また卵円孔開存症は成人患者の 20〜25％ に認められるとされており，常にガイドワイヤが左房内に迷入するリスクがあることを覚えておくべきであろう（図 1）．

落とし穴の回避法と対処法

　患者の救命という点では 1 秒でも早く V-A ECMO を回したい気持ちは痛いほどわかるが，切羽詰まったときほど標準化されたプロトコルの遵守が重要である．

　CPR 中は 2 分ごとに心電図波形のチェックが行われるが，そのタイミングでガイドワイヤが適切な位置にあるかの確認が重要である．そして，脱血管挿入中にはガイドワイヤが思わず引き抜ける場合もあるため，繰り返しの先端位置確認を怠らないことも大切である．手技中は手元に意識が向くため，術野外からもサポーティブな声がけをすることも大切なポイントである．

　また本症例のように左房内挿入した場合でも，脱血管の走行が"普段と異なっている"ことに気づ

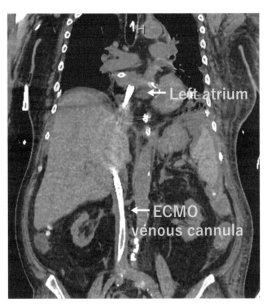

図1 V-A ECMO 先端が左房に位置している
Left atrium：左房，venous cannula：静脈カニューレ

ければ即座の対応も可能であったかもしれない．通常，下大静脈から上げた脱血管はまっすぐに配置される．しかし図1にあるとおり，弯曲した脱血管への違和感に気づけず，対応が後手になってしまっている．普段から正常像であるこの意識的な確認が重要である．

対処法は脱血管の引き抜きとなる．残ったPFOによるシャント量によりその後の対応が異なってくる．右左シャントにより強い低酸素血症や逆に左右シャントによる肺高血圧・肺うっ血が問題となる場合はカテーテル閉鎖や開胸手術による修復が必要となる．

第Ⅱ章　PCPS/ECMO の落とし穴

7. カニューレの落とし穴

b. 緊急 V-A ECMO の AV 逆送脱血

落とし穴の紹介

■ 事例

　急性心筋梗塞で当院へと救急搬送された．当院到着後，救急外来にて心肺停止となった．即座に心肺蘇生を開始し，V-A ECMO 導入となった．右大腿静脈より脱血管を，左大腿動脈から送血管を，ガイドワイヤを用いて透視下に挿入した．V-A ECMO 確立 5 分後，脱血側回路の色が通常よりも赤色になっていることを臨床工学技士が発見．透視にてカニューレの位置を確認するも位置は問題なし．同時に ECMO 脱血側の血液ガスを測定し，PaO_2 341 mmHg，sO_2 100%，$PaCO_2$ 15.8 mmHg であった．その後，徐々に血圧低下．ECMO 回路側枝から補液を約 1 L 行うも血圧は改善せず，右大腿動脈から IABP 挿入した．その後，再度回路を確認すると送血管に ECMO 脱血側，脱血管にECMO 送血側が接続されていることが判明．すぐさま ECMO を一時停止し，順接に接続しなおした．

■ 事例の分析

　CPR 最中・直後の V-A ECMO 確立時は特に手技・手順が煩雑になり，本症例のようなインシデントが起こりうる．本症例のように静脈脱血側が赤色（＝酸素化血）となった場合，落ち着いてカニューレ位置と接続を確認することが重要である．送脱血管がともに静脈に挿入されている場合，V-V ECMO状態となり静脈系が酸素化されることとなる．また A-A ECMO の場合も動脈脱血となり同様に静脈脱血側が赤色となる．また適切に挿入されていても脱血管先端が心房中隔欠損ないしは卵円孔を介して左房内に迷入した場合も静脈脱血側が赤色となる場合もあり，常に脱血管の位置確認が重要である（別項参照）．その他の確認法として，脱血圧・送血圧の確認も有効である．動脈系に脱血が入っている場合，通常の脱血圧よりはるかに低い脱血圧（場合によっては陽圧）となり，判断の補助となりうる（表 1）．

落とし穴の回避法と対処法

　このようなインシデントを防ぐためには，①標準化されたプロトコルの策定と遵守：V-A ECMOの設置と管理にあたり，管の接続方法を含むすべての手順を標準化し，これらのプロトコルに従うことが重要である．また，プロトコルは定期的に見直し，更新する必要がある．②チームによるダブルチェック：送脱血管の接続時には，必ず複数の医療スタッフがそのプロセスを確認し合うことが重要である．③教育と訓練：医療スタッフに対する定期的な教育と訓練は，V-A ECMO の安全な管理に不可欠である．特に新しいスタッフや経験が少ないスタッフに対しては，実践的なシミュレーション訓練を行うことが推奨されている．④色分けやラベリング：送脱血管を色分けすることや，明確なラベリングを施すことで，視覚的に管の識別を容易にし，接続ミスを防ぐことが可能である．また接続部分に特定の形状や機構を設けることで，物理的に誤った接続ができないようにする安全装置の導入も，インシデントの予防に有効である．

表 1　ECMO モードごとの各パラメータ値

回路構成	送血	送血圧	脱血	脱血圧	血圧変化
V-V ECMO	V	低値	V	通常範囲	不変
A-A ECMO	A	通常範囲内	A	低値（場合により低圧）	不変～低下
逆接続 ECMO	V	低値	V	低値（場合により低圧）	低下

第Ⅱ章 PCPS/ECMOの落とし穴

8. 温度管理の落とし穴

落とし穴の紹介

■ 事例

救急外来にて心肺停止状態の患者に対して，体外循環式心肺蘇生法（ECPR）が行われた．経皮的にV-A ECMOを導入し，その後に心臓カテーテル室で血行再建術が行われ，V-A ECMOを装着した状態でICU病棟へ帰室した．帰室後，医師より体外循環を用いた体温管理療法の指示があり，臨床工学技士が熱交換器の温度を36℃に設定し，循環ボタンをONにした．その際，加温ボタンをONにし忘れて去った．帰室してから6時間後，ECMO管理のために人工肺からの採血に訪れ，患者の温度を確認するとV-A ECMOの熱交換器で設定した36℃よりも低い34℃になっており，意図しない低体温の状態であった．

■ 事例の分析

本事例では，V-A ECMOの人工肺に装着する熱交換器の「循環ボタン」はONになっていたが，「加温ボタン」はOFFのままだったため，設定した温度で人工肺が加温されず，室温に依存した温度の循環水が流れて，患者の体温が下がってしまった．ECMOに用いられる熱交換器は，「循環ボタン」と「加温ボタン」が別になっているものもあるため注意が必要である（図1）．

ECMO管理中の温度管理は，中枢温で36～37℃を目標に行われる．ECPRで遭遇しやすい昏睡状態（GCS≦V2，GCS≦4）であれば，より低い温度を設定した低体温療法（TTM）が行われることがある．

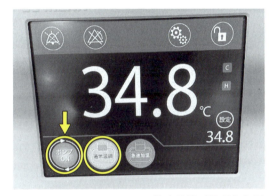

図1 ECMOに用いられる熱交換器（循環と加温のボタンが別になっている）

TTMでは一般的に32～34℃を目標とする場合と，36℃付近を目標とする考え方に分かれており，病態生理上では32～34℃を目標とする管理のほうが二次性脳損傷を起こしにくいと考えられている[1]．そのため，意図的に32～34℃での管理を行われる場合も想定されるが，その際のデメリットとして凝固障害や出血，シバリングなどの様々なリスクが挙げられる．これらにより，頭蓋内出血や外傷を伴う出血への懸念を有するケースでは36℃付近の温度管理が推奨される場合もある．ECPRは心筋梗塞や脳卒中だけでなく，外傷などの出血を伴う合併症も起こしている可能性があるため，医師の判断に基づき，症例に応じた適切な温度管理が行われるのが肝要である．

落とし穴の回避法と対処法

- ✓ 人工肺出口の温度センサを必ず取り付け，送血温をモニタリングする．
- ✓ 人工肺の循環水ホースを触り，用手的に温度を確認する．
- ✓ 患者の体温が下がりすぎている場合，ブランケット型の体温管理装置を併用する．
- ✓ 熱交換器の各ボタンがONになっているか，チェックリストを用いて確認を行う．

文献
1) 黒田泰弘：ECPR施行患者の体温管理療法の適応と特徴．ECMO・PCPSバイブル：ECMO・PCPSを習得したいすべての人へ．日本呼吸療法医学会ほか（編），メディカ出版，p242，2021

第Ⅱ章　PCPS/ECMO の落とし穴

9. 溶血の落とし穴

落とし穴の紹介

■ 事例

　V-A ECMO を施行して 10 日目の夜．ここまで，順調に管理されていたが，尿が赤色化し，血液ガス検査にてカリウム値の上昇が確認された．溶血を疑い，遊離ヘモグロビンを測定したところ，その日の朝までは 0.03 g/dL を推移していた遊離ヘモグロビンは 0.18 g/dL まで急激に上昇していた．回路内血栓を疑い，ECMO 回路の交換を実施した．

■ 事例の分析

　ECMO の合併症に溶血があり，溶血は急性腎障害や貧血など，さらなる合併症を引き起こす要因となる．今回の事例では，臨床上，溶血尿とカリウム値の上昇が認められたことから，溶血という判断を下したが，溶血時の判断に用いられる項目を下記に示す．

- ・遊離ヘモグロビンの上昇
- ・AST の上昇
- ・間接ビリルビンの上昇
- ・カリウム値の上昇
- ・溶血尿の発生
- など
- ・LDH の上昇
- ・透析の廃液の赤色化

これらの症状が認められた場合は溶血を疑ってもよい．

　また，ECMO 中に溶血が発生する要因として，

- ・ECMO の長期管理
- ・回路内血栓による乱流
- ・脱血不良による過度な陰圧
- ・遠心ポンプ内に発生する血栓
- ・遠心ポンプによるせん断応力やズリ応力

などが挙げられる．

　今回の事例では，10 日目に急激な溶血の症状を呈している．遊離ヘモグロビンが短時間で著しい上昇を示した場合，経験上，遊離ヘモグロビンが急激に上昇するような溶血は遠心ポンプ内の血栓が要因であることが多い．特に，遠心ポンプ軸受け部に血栓が付着していることが多い．赤血球は陰圧，熱，浸透圧差，空気との混和などに弱く，溶血へつながる性質がある．遠心ポンプ軸受け部に血栓が発生するとその摩擦により熱が生じることで高度かつ急激に溶血すると考えられている．実際に回路交換を実施した後に使用していた回路を確認したところ，人工肺や回路内に血栓はなかったものの，遠心ポンプ軸受け部に暗赤色の血栓が付着していた．

　遠心ポンプ内の血栓による溶血は，回路交換を実施しない限り改善はしない．しかし，すぐに回路交換を実施することができるとは限らないため，治療薬のハプトグロビン製剤を投与することで，溶血の影響を最小限にすることができる．

落とし穴の回避法と対処法

✔血栓を生じると乱流から溶血につながることが想定されるため，血栓が生じない管理が必要となる．

✔遊離ヘモグロビンやカリウム値などを定期的に測定し，その推移に注視することで，急激な上昇が認められた場合は回路内，特に遠心ポンプ内に血栓が発生していると想定される．

✔溶血による急性腎障害を予防するには速やかな対応が必要であるが，ハプトグロビン製剤をうまく活用することで，対応策を協議する時間を得ることができる．

第Ⅲ章

人工心臓(LVAD)植込み手術の落とし穴

第Ⅲ章　人工心臓（LVAD）植込み手術の落とし穴

1. ポンプポケット作成の落とし穴

落とし穴の紹介

■ 事例

LVAD植込み手術の際にポンプポケットからの出血の止血に難渋する事例を経験した．

■ 事例の分析

　ポンプポケットの作成手技は，かつては植込型LVAD手術においては重要なステップであった．現在ではHeartMate 3植込み手術においては，ポンプ自体が心嚢内に設置されるために必要のない手技となった．このため，現在ではポンプポケット作成に起因する合併症は激減した．かつてはポンプポケットを腹部に作成したため，ポンプポケット関連合併症は一定の頻度で発生した．ポンプポケット関連合併症の主要なものは出血，感染，腸管穿孔などである．

　手術手技に関しては，EVAHEART, Dura Heart, HeartMate Ⅱの植込み手術においては，ポンプポケットを腹壁のどの層に作成するかが問題となる．筆者らは基本的に腹直筋の後鞘筋膜と腹膜前脂肪組織の間の層を剥離し，左側肋骨弓に沿って剥離を進めた．肋骨に付着している横隔膜の前脚を心尖部にまで切離するが，筋肉の切離には超音波メスを使用し出血を最小限とした．ポケット作成においてはポンプを設置するための十分なスペースを確保することが必要である（図1）．ポンプの模型などを用いて大きさの確認を行っていたこともある．腹膜前脂肪組織が少なく腹膜が脆弱な症例では，ポンプをゴアテックス人工心膜などで被覆し周囲臓器の圧迫を回避するよう考慮が必要である．また，ポンプの位置がインフローカニューレの位置決定に重要であるので，左室心尖部との位置関係を確認することも重要である．

　ポンプ作成後は入念に止血を確認する必要がある．ポンプ設置後はもう確認が困難となるからである．体外循環離脱後のポケットからの出血は，多くの場合woozing様の出血で止血に難渋する．血腫が残存すると術後のポンプ内感染の感染源になるため十分な止血が必要である．

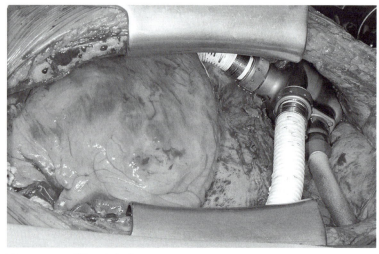

図1　LVADポケット作成

また体格の比較的小さい症例では，ゴアテックスシートを使用して腹腔内にポーチを作成しポンプと腹腔内臓器が直に接触しないよう工夫した．

ポンプポケット内の出血のコントロールはしばしば難渋した．長期心不全状態によるフレイルと薄く脆弱な筋肉組織，心不全に対する長期抗凝固や抗血小板薬の投与などの背景があるが，体外循環開始前までに十分に止血を確認することが重要である．

体外循環離脱後に，プロタミン投与後も oozing 出血がみられる場合は，圧迫止血も併用し，ポンプポケット内に血腫が残らないように努め感染のリスクを低減するべきである．

落とし穴の回避法と対処法

✔ポンプポケットの大きさは十分大きく脱血管の位置を十分考慮して作成する．

✔体外循環開始前にポンプポケットは作成し，ポケット内の止血を十分行う．

✔長期心不全によるフレイルと筋肉状態の低下，心不全に対する長期抗凝固や抗血小板薬の投与などの背景があるが，体外循環開始前に止血をしっかり確認しておくことが重要である．

✔ポンプが腹部臓器との接触および圧迫を避けるように設置する．

✔必要に応じてポンプをゴアテックス心膜などで包み周囲組織との圧迫を回避する．

小体格の患者では物理的にスペースが限られているため，工夫をしても周囲組織をまったく圧迫しないことは困難である．前述した腹膜を切開して大きめのゴアテックス心膜などでポンプを包み込むようにポーチを作成する術式を行ったが，補助期間が長期化するほど，隣接臓器への圧迫より合併症を発生する可能性が増大する．細心の注意ときめ細かな経過観察が必要である．

第Ⅲ章　人工心臓（LVAD）植込み手術の落とし穴

2. インフロー（コアリング）に関する落とし穴

a. コアリング時の右室穿孔

落とし穴の紹介

■ 事例

　拡張相肥大型心筋症で過去4回の心不全入院歴があり，心室性不整脈の既往があるため左腋窩部からCRT-Dが挿入されていた患者．経胸壁心エコーではLVDd/LVDs 69/65 mm，EF 21%であった．心臓移植登録後，予定手術でHeartMate 3装着術が行われた．

　上行大動脈送血・上下大静脈脱血で人工心肺を確立し，心臓を脱転．On-pump Beatingの状態で左室の操作に移った．Saw & cut techniqueで装着を行うため，経食道心エコーで心尖部位置を確認しマーキング．HeartMate 3 mini-cuffを左室に縫着．左室に腎盂バルーンカテーテルを挿入し，それをガイドとし左室をHeartMate 3付属のコアリングナイフで切開．ナイフを抜去すると心腔内にCRT-Dの右室リードを認めた（図1）．

■ 事例の分析

　本症例は解剖学的に右室が左室心尖部に突出しており，コアリングナイフが心室中隔方向を向いた状態でコアリングしたことに起因すると考えられた．あらかじめガイドとして左室内に腎盂バルーンが挿入されているが，その牽引方向が心臓長軸方向からややズレたことも一因である．通常のカテーテル治療でのガイドワイヤと異なり，腎盂バルーンとHeartMate 3コアリングナイフとでは大きなサイズの不一致があるため，ちょっとした方向のズレを腎盂バルーンで修正することは事実上困難である．コアリング時は再三の確認が重要である．幸いにして本症例ではコアリングは深くなく，中隔をわずかに削った程度であった．そのため，左室内から中隔を通し右室自由壁へと刺出し，結節縫合することで心室中隔穿孔部を閉鎖することが可能であった（図2）．

落とし穴の回避法と対処法

　コアリング時の右室穿孔はLVAD装着手術における重大な合併症の1つである．これは①解剖学的差異，②コアリング位置の間違い，③コアリングナイフを進める方向の間違い，の3つに起因する．

　左室のコアリング位置の決定は慎重に行うことが重要である．まずは肉眼的な左室心尖部（いわゆる"Dimple"）の同定から始まる．拡張型心筋症では左室が大きく拡大しており，心尖部がわずかに陥凹しており同定が比較的容易であるが，急性心筋梗塞後や劇症型心筋炎では心筋自体が硬く同定が難しい．その際は左冠動脈前下行枝（LAD）・対角枝（Dx）・後下行枝の走行から心尖部を同定する．特にLADとDxとの間で狙いをつければおおむね外れない．その後，心尖部を指で押し，経食道心エコーを用いて心尖部位置で間違いないかをダブルチェックを行い，心尖部位置を確定させる．しかし，解剖学的に右室が拡大し，左室心尖部近傍にまで入り込んでいる場合がある．その場合は心尖部の同定が難しくなる．経食道心エコーのみで決定できない場合はDirect心エコーが有効である．

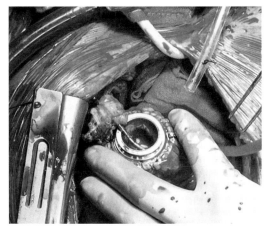 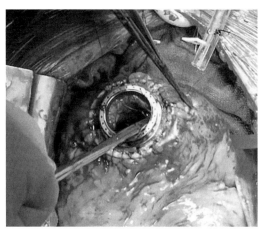

図1　右室穿孔により CRT-D リードを認める　　　図2　穿孔部を縫合閉鎖

　また，脱血カフ縫着時の運針のズレによりカフ位置が心尖部から移動することがあり，運針を常にチェックすることが肝要である．HeartMate 3 のカフは連続縫合でも結節縫合でも縫着が可能であるが，結節縫合法のほうが針の刺出点の確認が容易であり位置がずれにくいため，各症例によりどの縫合法を用いるかは慎重に決定するのがよい．

　また専用コアリングナイフでコアリングする場合にも注意が必要である．HeartMate 3 をはじめとする植込型 VAD のコアリングは円筒状をしており，挿入時に方向を間違えると心室中隔を削ることとなる．心尖部位置に牽引糸をかけコアリングする方法もあるが，より確実を期すなら腎盂バルーンカテーテルを先に左室内に挿入し，それをガイドとしてコアリング方法がある．しかし，ガイドとしては弱いため，Rapid V pacing とし，十分にバルーンカテを牽引した状態で垂直に僧帽弁方向へと刺入することが重要である．

　またコアリングナイフの刺入の深さにも注意が必要である．心尖部心筋厚は約 2 cm（どんなに厚くても 3 cm 前後）であり，コアリングナイフの半分程度の深度までの挿入で十分にコアリングできるはずである．すなわち，半分より深く刺入してもコアリングできない場合，方向が誤っているか，余計なものを削っていると考える必要がある．したがって，半分程度まで挿入してもコアリングできない場合はそれ以上に深く挿入せず，いったん抜いて確認する必要がある．

　中隔を穿孔した場合，その穿孔部の大きさにもよるが左室内から中隔を通し右室自由壁へと刺出し，結節縫合することで中隔穿孔部を閉鎖することが可能である．しかし，Saw & cut technique では HeartMate 3 カフ内から運針する必要があり，運針が困難であればカフを外すことも検討すべきである．その場合も上記と同様の方法で修復することが可能であり，その場合は右室に抜いた糸を一部利用し再度カフを縫着することも可能である．しかしあまりに欠損が大きい場合は心停止とし，パッチを用いた修復を行う必要がある．LVAD における右左シャントの残存は重大な低酸素血症ならびに心原性脳梗塞の原因となりうるため確実な閉鎖が重要である．

第Ⅲ章　人工心臓（LVAD）植込み手術の落とし穴

2. インフロー（コアリング）に関する落とし穴
b. インフロー（カフ縫着固定）に関する落とし穴

　LVADの機器ごとに専用のコアリングナイフ（リンゴの芯抜き状のナイフ）を用いて左室心尖部の全層をコアリングしたのちにLVADのインフローカフの縫着固定を行う．この際フェルトプレジェットつきの2-0エチボンド（MH針）で，コアリング部の外側から貫壁性に心筋を貫通し，縁をマットレスで折り返すことが一般的である．インフローカニューレを良い角度で挿入するために，安全で正確にコアリングする必要があるが，LADに近づきすぎると冠動脈の損傷や心室中隔・右室側への穿孔が発生したり，後方すぎると乳頭筋を損傷したりするリスクがあり注意が必要である．

　今回は，インフローカフ縫着中の問題により発生しうる事象について紹介する．ただし，われわれが実際に体験したことではなく，過去の事例の再現であり，画像は一部分を加工したものである．

落とし穴の紹介

■ 事例

　虚血性心筋症患者に植込み型LVADを装着した際，コアリングされた心筋に全周性に12本のプレジェット付き2-0エチボンド（MH針）をマットレスでかけてインフローカフに刺通し，それぞれ結紮・固定を行った．このうち，術者から最も遠い左側（LV外側）の糸を結紮した際に，やや力が入りすぎたのか，軽く「ザクッ」と心筋が少し裂けたような感覚があった．結紮後の目視では明らかな裂開の場所はなかったので，そのままフィブリン糊を噴霧して操作を継続した．LVAD本体の装着を完了し駆動を開始，空気抜きのうえ人工心肺を離脱した．LVAD本体の最も左側（LV外側）から多少の出血を認めたが，LV unloadingとプロタミン投与で対応可能と判断し，ガーゼ圧迫をしながらプロタミンを投与した．出血はやや減ったように思われたが，TEEにてLV内にバブルの混入を認め始めたことから，前出のインフローカフの左側（LV外側）結紮部の裂開部分からの空気の吸い込みを疑った．その部分を直視するためには心臓の脱転が必要であったため，オフポンプのまま心臓を脱転した．途端にLV内に多量のバブルが出現し，一部はアウトフローグラフトを通じて上行大動脈側へ流出した（図1）．直ちにアウトフローグラフトをクランプしLVADを停止させた．急いでヘパリンを投与したのちに上行大動脈と右房にカニュレーションを行い，人工心肺を再度駆動させた．空気抜きのために上行大動脈とアウトフローグラフトに針を留置した．心筋裂開部の追加縫合を行ったのちに，十分に時間をかけて空気抜きを行い，LVADを再度駆動させたところ，今回は同様の空気の吸い込みは認めず手術を終了した．幸い術後経過は良好であり，空気塞栓による重大な合併症はなかったものの，重篤な脳障害の危険などが起こりうる事象であった．

■ 事例の分析

　左室心筋へのコアリングカフの縫着に際しては，心筋の性状をよく見極めておく必要がある．本症例では虚血性心筋症ではあったが，心筋の一部は線維化により硬く器質化していたものの左側（LV外側）はfragileな状態であったと思われる．そのため結紮時に力がかかりすぎて心筋の裂開が起こり出血，あるいはLVADの陰圧による空気の吸い込みが起こったと推測された．裂開部の追加縫合を行うべく心臓を脱転した際に多量の空気の吸い込みが発生した現象は，脱転により右房・右室が圧

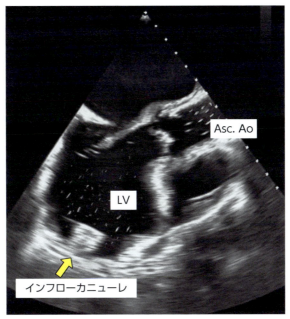

図1　術中経食道心エコー（一部加工）
LV 内に発生した多量の空気のバブルが LVAD を通じて Asc.Ao へ送られた．LV：左室，Asc.Ao：上行大動脈．

排されたために左室への還流不良が発生し，サッキング現象が起こったことにより強い陰圧が出現し，裂開部から空気の吸い込みが急激に多量に発生したものと思われた．

落とし穴の回避法と対処法

　本症例のようにコアリング周囲の心筋の強度が場所によって変化していることはありうる．そのため心筋の性状に応じて結紮時の力の加減を変えることが肝要である．また思った以上に結紮が強すぎて裂開したような感触があったときには，躊躇なく追加縫合を行うことが望まれる．心臓を元の位置に戻したときに LVAD のポンプ本体の陰に隠れる奥側（LV 外側）は，出血の目視や追加針は不可能であることから，特に注意が必要である．

　また，心臓を LVAD ごと持ち上げて脱転するときには，右心機能を障害しないように注意することが必要である．1つの工夫として，右胸膜を大きく開けて右心が圧排されないようにすると右心→左心への還流が維持されることから，より安全に脱転操作ができるようになる．これは OPCAB 時の左回旋枝の視野出しと同様のコンセプトであるが，LVAD ではポンプが強制的に LV 内の血液を吸い上げるため，十分な左心系の前負荷が得られないと一気にマイナスバランスとなり，LV 内がサッキングされて多量のエアを吸引することになり，さらには吸い込まれた空気が強制的に上行大動脈に送られるという非常に危険なシチュエーションに陥る．吻合直後のインフローカフの縫合部が完全に目詰まりしているわけではなく，本症例のように裂開部分があると容易にポンプの陰圧で LV 側に空気を引き込むことが状況を悪化させる要因である．サッキング予防は術後管理の重要な要素ではあるが，LVAD 駆動直後が最も危険なタイミングであることを知っておくべきである．

第Ⅲ章　人工心臓（LVAD）植込み手術の落とし穴

3. アウトフローに関する落とし穴

a. アウトフロー（長さ調整）に関する落とし穴

落とし穴の紹介

■ 事例

　アウトフローグラフトの走行は，ポンプ機能や自己心機能（特に右心機能）に大きく影響を与えることがある．そのため，アウトフローグラフトの長さ調整は，植込型補助人工心臓の治療成績を規定する重要な手術手技であると言える．本項では，アウトフローグラフト長が短すぎた事例と長すぎた事例を紹介する．

■ 事例1：アウトフローグラフトが短すぎた

　HeartMate 3植込み．人工心肺使用・心拍動下に心尖部脱血カフを縫着し，ポンプ本体を挿入した．ポンプ本体は心臓後方に位置した．アウトフローグラフトの長さを調整し，サイドクランプ下に上行大動脈に吻合した．人工心肺からの離脱操作とともに右心系が拡大し，アウトフローグラフトは右室前方へ押しだされる格好となった（図1）．

■ 事例2：アウトフローグラフトが長すぎた

　HVAD植込み．人工心肺使用・心拍動下に心尖部脱血カフを縫着し，ポンプ本体を挿入した．アウトフローグラフトの長さを調整し，サイドクランプ下に上行大動脈に吻合した．右心系を圧排することのないように，十分に心臓右側を走行するようにアウトフローグラフトを配置し，手術を終了した．経時的にアウトフローグラフトが左側へ偏位していき，2年後の造影CTで形態的に屈曲する結果となった（図2）．

事例の分析

　アウトフローグラフトの長さを決定するうえで最も重要なのは，ドライの人工血管がどれほどに伸長するか予想し，アウトフローグラフトをどのように走行させるかということである．適切に圧をかけると，人工血管はドライの状態から2倍弱ほど伸長することを知っておく．加えて，術前CT（冠状断）で，アウトフローグラフトが走行するおおよその長さをシミュレートすることも，アウトフローグラフト長を想定する一助となる．

　事例1：アウトフローグラフトが短すぎた場合に最も懸念されるのは，右心系の圧排による右心機能の障害である．場合によっては，右冠動脈血流を低下させる可能性も考えられる．術前のシミュレーションと術中の実測からアウトフローグラフトの長さを決定したとしても，実際にはポンプ本体の留置位置と最終的な心サイズの横径により，その長さの長短は影響を受ける．本事例では，心尖部が背側に位置しており，ポンプ本体が心臓後方に留置されたことで，想定よりも長いアウトフローグラフト長が必要となったために，アウトフローグラフトが左側後方に牽引されて，心臓前面をショートカットする走行となった．特に，もともと右心機能が低下している症例や右心系が拡大している症例，心臓前面にスペースのない症例などでは，物理的圧排により右心不全が早期に顕在化する可能性がある．そのような症例では，アウトフローグラフトの延長操作を躊躇してはならない．また，短すぎるアウトフローグラフトは，しばしば正中位で胸骨裏面を走行することとなるために，再開胸時のアウトフローグラフト損傷のリスクを増加させる可能性がある．再開胸リスクの低減の観点からもア

ウトフローグラフトの長さは適切に調整されるべきである．

事例2：アウトフローグラフトが長すぎた場合に最も懸念されるのは，アウトフローグラフトの屈曲であり，溶血やポンプ機能不全（補助流量の低下）の原因となりうる．吻合後にアウトフローグラフトが長すぎた場合，無理のない形で心囊内を3次元的に走行させることや，右胸腔を大きく迂回させることで，走行距離を稼ぐことができることもあるが，余剰分のアウトフローグラフトを切断して再吻合することを躊躇してはならない．本事例のように，術中のアウトフローグラフトの配置に問題がなくても，遠隔期になり心臓形態の変化や縦隔内での癒着などでアウトフローグラフトが偏位することもありうる．溶血やポンプ機能不全（補助流量の低下）の原因検索として，アウトフローグラフトの屈曲も鑑別に挙げられるべきである．

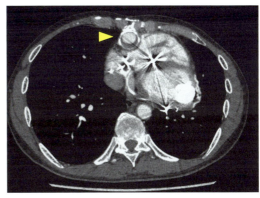

図1　アウトフローグラフトによる右房/右室の圧排

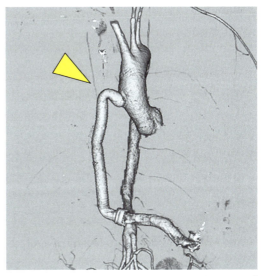

図2　アウトフローグラフトの左側偏移によるグラフトの屈曲

落とし穴の回避法と対処法

- ✓ 術前CT（冠状断）で，アウトフローグラフトが走行するおおよその長さをシミュレーションする．術中の実測値と乖離がある場合には，アウトフローグラフト長の再考の一助となることがある．
- ✓ 最終のポンプ留置位置と右心系の張り具合を想定してからアウトフローグラフト長を決定する．またグラフト長を決める際，グラフトに圧をかけておく．
- ✓ 術中にアウトフローグラフトの長さに懸念がある場合には，長短問わず，再調整を躊躇しない．
- ✓ 長すぎた場合，無理のない形で心囊内を3次元的に走行させることや，右胸腔を大きく迂回させることで，アウトフローグラフトの走行距離を稼ぐことが可能なことがある．

第Ⅲ章　人工心臓（LVAD）植込み手術の落とし穴

3. アウトフローに関する落とし穴
b. アウトフロー縫着（サイドクランプ）に関する落とし穴

落とし穴の紹介

■ 事例

　植込型補助人工心臓手術には必ずアウトフローグラフトを上行大動脈に吻合する操作があり，サイドクランプ下に吻合することが一般的である．本項では，サイドクランプ下に行うアウトフローグラフト吻合に関する事例を紹介する．

■ 事例：サイドクランプによる冠血流低下

　HeartMate 3 植込み．上行大動脈径は 20 mm であった．人工心肺使用・心拍動下で，上行大動脈をサイドクランプして，アウトフローグラフトの吻合を行った（図1）．サイドクランプ直後に心電図で ST 変化のないことを確認し，手技を開始した．吻合開始から10分後，次第にST変化が出現し，心拍数が低下した（図2）．経食道心エコーで冠動脈血流を確認できず，明らかな心収縮の急速低下を認めた．冠動脈血流不全を生じており，アウトフローグラフトの吻合操作を中断し，サイドクランプの位置調整を行った．その後，速やかにST変化は解消し，心拍数も戻り，心機能も回復した．人工心肺から植込型補助人工心臓循環へスムーズに移行しえた．

■ 事例の分析

　サイドクランプ操作では，クランプのかかり具合や大動脈の歪みなどにより，冠動脈血流不全が生じる可能性がある．上行大動脈径が小さい症例では，サイドクランプによりほぼ完全遮断となってしまう可能性があり，上行大動脈径が小さいほどその懸念が大きくなる．特に，右冠動脈領域の心筋梗塞が生じてしまうと，右心不全（一過性/永続的問わず）となり，植込型補助人工心臓の治療予後に大きく影響する可能性がある．

　サイドクランプ後にST変化のないことを確認することは基本手技ではあるが，徐々に冠虚血が顕在化することもある．ST変化が明らかでないまま，徐拍化として覚知することもある．唯一の対処策はサイドクランプのかけ直しである．冠虚

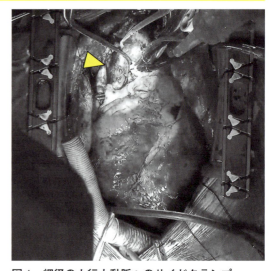

図1　細径の上行大動脈へのサイドクランプ

血による徐拍化に対しては，体外ペーシングは無効である．また，上行大動脈が短い症例も冠動脈血流不全が生じる可能性がある．術前に上行大動脈径のみならず，上行大動脈の長さや冠動脈の起始，走行を評価しておくことが重要である．解剖学的にサイドクランプによる冠血流不全が懸念される場合には，大動脈遮断による心停止下にアウトフローグラフトを吻合することも考慮する．

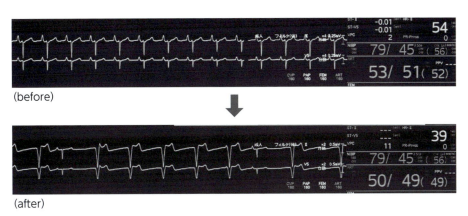

(before)

(after)

図2　心電図変化：ST 上昇と徐拍化

> 落とし穴の回避法と対処法

- 術前に上行大動脈径や冠動脈起始などの解剖学的評価を行う．
- サイドクランプ時には心電図での ST 変化や徐脈の出現に注意するとともに，経食道心エコーで冠動脈血流を確認する．
- 冠動脈血流不全が疑われる場合には，吻合手技を中断して，速やかにサイドクランプのかけ直しを行う．
- サイドクランプによる冠動脈血流不全が懸念される症例に対しては，心停止下でのアウトフローグラフト吻合を考慮する．

第Ⅲ章 人工心臓（LVAD）植込み手術の落とし穴

3. アウトフローに関する落とし穴

c. アウトフロー（血漿漏出による狭窄）に関する落とし穴

▶ 落とし穴の紹介

■ 事例

あらゆる機種で，アウトフローグラフトの血漿漏出による狭窄の事例が過去に報告されており，本項ではその自験例について紹介する．

■ 事例：血漿漏出によるアウトフローグラフト狭窄を外科的に解除した

HVAD植込み後2年半が経過した．別目的で撮影した造影CTで偶然にアウトフローグラフトの外的圧迫を認めた（図1）．明らかな症状はなかったが，経時的に補助流量は低下していた．Waveform解析でもアウトフローグラフト狭窄に矛盾しない結果であった．ポンプ設定の最適化を行い，あらゆる原因検索を行うも，アウトフローグラフト狭窄以外に補助流量低下の原因を認めなかった．形態的にアウトフローグラフト狭窄は重度であり，ポンプ機能不全や血栓症などの懸念から，狭窄解除の適応であると判断した．再開胸ののちアウトフローグラフトを確保し，カバーしているPTFEシートを切開すると，内部から暗赤色血腫成分と黄色沈殿物が流出した（図2）．アウトフローグラフト周囲の沈殿物を除去し，手術を終了した．今回も次回の再開胸に備え，再度0.1 mm PTFEシートによりラフにアウトフローグラフトをカバーした．手術は人工心肺非使用下で施行しえた．

■ 事例の分析

植込型補助人工心臓手術の際に，キンキングの予防や再開胸時の損傷リスク低減のために，アウトフローグラフトは何らかの素材でカバーされることが多い．施設によっては，余剰なアウトフローグラフトをカバーグラフトとして使用したり，PTFEシートでアウトフローグラフトを包んだりしてい

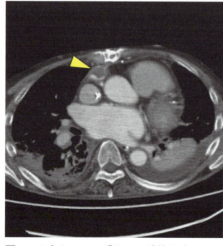
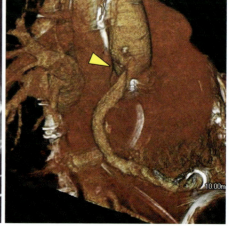

図1　アウトフローグラフト外的圧迫

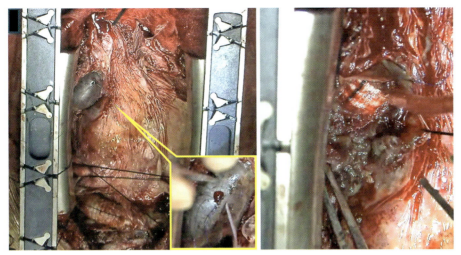

図2 アウトフローグラフトとカバーしているPTFEシートとの間に蓄積した暗赤色沈殿物（左）と，狭窄解除後のアウトフローグラフト（右）

る．この操作により，構造上もしくは癒着などの結果，アウトフローグラフトとカバーグラフトとの間に「密閉された空間」が生じうる．アウトフローグラフトから血液成分や血漿成分が人工血管を通してこの密閉された空間に漏出することで内圧上昇を伴う沈殿物の蓄積に至り，形態的にアウトフローグラフト狭窄を生じる．人工血管素材の浸透性やアウトフローグラフトにかかる圧などが本事象を引き起こす理由として考えられるが，いまだその機序はわかっていないと言える．起こりうる有害事象は，溶血や補助流量の低下，続発するポンプ血栓や血栓塞栓症であろう．身体的な自覚症状やデータ異常を伴わないことも多く，本事例のように偶然に発見されることも少なくない．重症度診断や手術適応について一致した見解がないが，植込型補助人工心臓の長期管理のうえで，必要時には手術介入を考慮すべき事象であると考えられる．

落とし穴の回避法と対処法

- アウトフローグラフトを全周性にカバーすることは，漏出成分の逃げ場を失うこととなり，密閉した空間をつくりやすいかもしれない．
- 診断には造影CTが有効である．
- 自覚症状の有無にかかわらず，補助流量低下や溶血，血栓症などの存在を常に念頭に置き，必要時には外科的介入を考慮する．

第Ⅲ章　人工心臓（LVAD）植込み手術の落とし穴

3. アウトフローに関する落とし穴

d. アウトフロー接続（HeartMate 3）に関する落とし穴

落とし穴の紹介

■ 事例

　HeartMate 3 のアウトフローグラフトは，術野でポンプ本体と手動で接続される構造となっている．本項では，HeartMate 3 特有のアウトフローグラフトのねじれを紹介する．

■ 事例：術後遠隔期に生じたアウトフローグラフトのねじれ

　Konukoglu らの報告を紹介する[1]．詳細はケースレポートを参照されたい．HeartMate 3 植込み後 13 ヵ月時に補助流量の低下と LDH の上昇を認めた．血管造影検査でアウトフローグラフトとポンプとの接続部付近でのねじれを認めた．一方で，ねじれ部がポンプ本体近傍であったために，造影 CT ではアーチファクトで評価不能であった．補助流量低下による循環不全のために外科的解除が行われた．

■ 事例の分析

　HeartMate 3 のアウトフローグラフトのねじれに伴う狭窄は，MOMENTUM 3 trial でその発生率は 1.6％とされていた．その要因の 1 つとして，初期の HeartMate 3 ではポンプ本体とアウトフローグラフトの接続部がスイベルジョイントで構成されている点が挙げられていた．スイベルジョイントとは，一度接続した後も比較的自由に回転させることができる構造を指し，植込み後の心臓や肺との摩擦，心臓のリモデリングに伴う向きの変化に応じて，HeartMate 3 のポンプ本体が移動し，スイベルジョイントにトルクを伝達して，アウトフローグラフトのねじれを生じさせるのではないかと考えられた[2]．ねじれの報告を受けて，アウトフローグラフト接続部への専用クリップが開発され，ねじれの予防が講じられた．国内で HeartMate 3 の使用が開始されたのは専用クリップが導入されて以降になるので，初期のようなメカニズムでのねじれは起こりにくくなっていると予想される．さらに，現在では専用クリップを必要としないアウトフローグラフト接続のデザインへと変更されており（図 1），よりねじれが起こりにくい構造に改良されている．

　本事例から学びうることが，構造上起こりえないように思われる事象も遠隔期に起こりうるということである．診断モダリティも事象により異なる．起こりうるあらゆる事象を考慮して疑うことが，診断の第一歩である．

落とし穴の回避法と対処法

✔国内の初期例では，ねじれ予防の専用クリップが使用されており，構造上はおおむね回避可能であると予想されている．

✔診断モダリティは事例により異なる．造影 CT での診断が困難なことがあり，血管造影が有用であることがある．

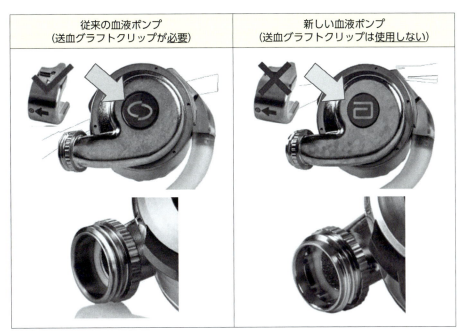

図1 初期の専用クリップと現在のアウトフローグラフトにおける接続の違い
[アボットメディカルジャパン合同会社より提供]

✓ アウトフローグラフト狭窄/閉塞の原因として，外的圧迫だけでなく，ねじれ現象も鑑別されるべき事象の1つである．必要時には外科的介入を考慮する．

文献
1) Konukoğlu O, et al：Outflow graft twisting of HeartmateⅢ left ventricular-assisted device：A case report. Turk Gogus Kalp Damar Cerrahisi Derg 27：568-571, 2019
2) Mehra MR, et al：A tale of the twist in the outflow graft：An analysis from the MOMENTUM 3 trial. J Heart Lung Transplant 37：1281-1284, 2018

第Ⅲ章　人工心臓（LVAD）植込み手術の落とし穴

4. ドライブライン貫通に関する落とし穴

落とし穴の紹介

■ 事例

　植込型補助人工心臓手術では，必ずドライブラインを配置する操作（トンネリング）がある．本項では，トンネリングに関する2つの事例を紹介する．

■ 事例1：ドライブラインの腹膜貫通による腹水の心嚢内流出

　HVAD植込み手術を施行した．術前から多量の腹水貯留を認めていた．腹直筋後鞘裏面の腹膜前腔を十分に剥離し，ドライブラインを心嚢側から右腹直筋外縁に貫通させた．術後，心嚢ドレーンより相当量の漿液性液体の流出が続いた．腹水の心嚢内流出を疑い，試験開胸術を行った．術中所見で，ドライブラインは心嚢側で腹膜を貫通し，腹腔内を通過して体外に導出されていた（図1）．心嚢側および皮膚貫通部側でドライブラインが腹膜を貫通している部位に purse-string suture を加えた．以後，腹水の心嚢内流出はなくなり，数日後にドレーンを抜去しえた．

■ 事例2：腹腔内を通過したドライブラインによる腸管損傷

　トンネリング操作時もしくは意図せず腹膜内に配置されたまま遠隔期に，腸管損傷をきたした事例が過去に報告されている．腸管損傷をきたした場合，ドライブライン皮膚貫通部から便流出や，腹膜炎・腹腔内膿瘍と続発する敗血症などが起こりうる．ほとんどの場合で，損傷部位の確認と修復のための腹部手術が必要となる．時として，患者の全身状態は容易に悪化し，致死的となることさえある．

事例の分析

　腹直筋後鞘裏面の腹膜前腔を十分に剥離し，ドライブラインを心嚢内から腹直筋もしくはその外縁を貫通させて右上腹部に導出し，その後は必要に応じて，左側腹部に誘導することが，一般的なトンネリング手技である．ドライブラインの長さや硬さは機種により異なるので，機種ごとのドライブラインの特性に精通しておく必要がある．トンネリングの基本的留意点はトンネラーの先端を腹腔側に向けないことである．腹直筋後鞘裏面の腹膜前腔を十分に剥離していても，トンネリングによる直接的な腹膜貫通や，その牽引力によって間接的に腹膜を損傷してしまうことがある．

■ 事例1

　本例は心不全歴が長く，組織は浮腫状で，腹膜も脆弱であった．また，皮下組織も薄く，筋肉量も少なかった．このような患者は，トンネリングに伴う腹膜損傷のリスクが高いかもしれない．多くの場合，経時的に癒着していくことで腹水の流出は止まるが，貫通による欠損孔が大きい場合や腹水量が多い場合には，長期にわたり流出が持続することがある．また，ドライブラインが腹膜を貫通し，腹腔内を通過している場合，心嚢側と皮膚貫通部側の2ヵ所で腹膜を貫通する．心嚢内流出がないとしても，皮膚貫通部側に腹水が流出する可能性があり，この場合には皮膚貫通部が湿潤環境となることでドライブライン感染へとつながる可能性がある．したがって，外科的修復の際には，心嚢側と皮膚貫通部側の2ヵ所の腹膜貫通部を閉鎖する必要がある．

　CT検査でドライブラインの腹膜貫通・腹腔内通過を診断することは容易ではない．長期にわたって相当量の漿液性液体が流出している場合には，まず腹水流出を疑うことが診断の第一歩である．

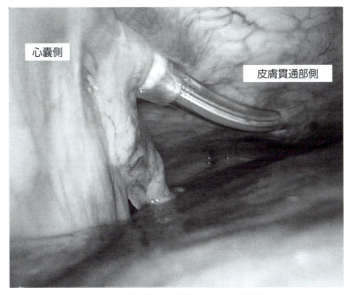

図1 ドライブラインが腹腔内を通過している様子

■ 事例2

　トンネリングで腹膜を貫通してしまった後に，腹腔内臓器を損傷する可能性がある．トンネリング操作時の物理的な損傷ももちろんのこと，ドライブラインが腹腔内を通過していることに気づかないまま，腹腔内臓器とドライブラインが持続的に接触し続けることで遠隔期に臓器損傷に至ることもある．また，臓器損傷とならなくとも，腹腔内でのドライブライン周囲の癒着によりイレウスの原因となる可能性もある．腸管合併症・腹腔内臓器合併症の回避の点からも，ドライブラインの腹腔内通過は避けられるべきである．

　また，ドライブラインが腹腔内感染に曝露されることで，植込型補助人工心臓はデバイス感染の状態となる．腹腔内感染の治療とともに，デバイス感染に対する治療戦略が必要となり，時にはデバイス抜去の必要性も考慮される．

落とし穴の回避法と対処法

- トンネリングに際し，腹直筋後鞘裏面の腹膜前腔を十分に剥離し，愛護的にトンネラーを通過させる．
- トンネラーの先端を腹腔側に向けない．
- 腹膜貫通が懸念される場合には，心嚢側から腹膜を切開し，直視もしくは内視鏡視野でドライブラインが腹腔内を通過していないことを確認することを考慮する．

第Ⅲ章　人工心臓（LVAD）植込み手術の落とし穴

5. 追加手術に関する落とし穴（僧帽弁，不整脈，再開胸）

落とし穴の紹介

■ 事例

植込型補助人工心臓手術では様々な手技が併施される．また，正中再開胸による再手術であることも珍しくない．本項では，同時施行の僧帽弁手術および不整脈手術，再開胸に関する事例を紹介する．

■ 事例1：MitraClip後の植込型補助人工心臓手術

過去にMitraClipによる僧帽弁治療歴がある患者に植込型補助人工心臓手術を施行した．手術に際し，MitraClipを摘出し僧帽弁置換術を併施する方針とした．心停止下に僧帽弁を観察すると，MitraClipが弁輪近傍まで深くクリップされていた（図1）．弁輪を欠損しないように，MitraClipとともに弁尖を切除するのに慎重な操作を要した．

■ 事例2：AtriClipによる左心耳閉鎖術を併施した植込型補助人工心臓手術

AtriClipによる左心耳閉鎖術を併施した植込型補助人工心臓患者に心臓移植を施行した．植込型補助人工心臓とレシピエント心の摘出に際し，AtriClip周囲が強固に癒着していた．AtriClipは左心耳根部までクリップされており，心臓移植時の左房カフを作成するのに慎重な操作を要した．

■ 事例3：再開胸時のドライブライン損傷によるポンプ停止

HeartMateⅡ装着患者に心臓移植を施行した．再胸骨正中切開に先立ち，剣状突起下から癒着剥離を開始した．腹直筋裏面浅層を走行しているドライブラインを鋭的に損傷し，ほどなくHeartMateⅡポンプが停止した．直ちに大腿動静脈カニュレーションで人工心肺を開始し，可及的に露出させたアウトフローグラフトを速やかに遮断した．その後は，人工心肺下に手術を進め，心臓移植を施行した．術後脳合併症・臓器合併症なく経過し，退院後は速やかに社会復帰に至った．

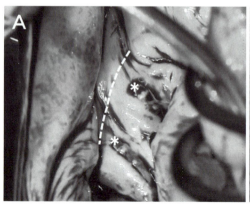 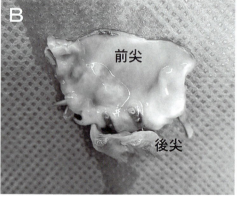

図1
A）術中写真．MitraClip（＊）が弁輪近傍（破線）まで深くクリップされている．
B）切除した僧帽弁弁尖と摘出したMitraClip．

事例の分析

事例1

植込型補助人工心臓手術に際して，MitraClipをどう扱うかについての一定の見解はないが，時に僧帽弁置換術が選択される．多くの場合で図1のごとく，MitraClipは弁輪近傍まで深くクリップされている．弁輪を欠損しないようにMitraClipを摘出するには，左房側・左室側の両方向からクリップ先端を見極めながら弁尖を切除していく必要がある．弁輪を欠損してしまうと，修復のために心停止時間の延長をきたすこととなる．周術期合併症の回避のためにも，慎重な操作が求められる．

事例2

左心耳根部をクリップするAtriClipは，左房・肺静脈・心膜などの周囲組織に強固に癒着していることがある．心臓移植時に左房カフを作成するのに，AtriClip周囲の癒着のために左房壁を十分にレシピエント側に残すことができなくなる可能性がある．また，左心耳近傍を走行する左横隔神経を癒着剥離に際して損傷するリスクも伴う．植込型補助人工心臓手術時にAtriClipによる左心耳閉鎖術を併施する際には，将来の心臓移植時の手技的問題点を考慮しておく必要がある．

事例3

再開胸に伴う植込型補助人工心臓手術特有のリスクは，ドライブラインやアウトフローグラフトなどのデバイスに関連する損傷トラブルである．ドライブラインを損傷すれば，直ちに電源喪失に陥る可能性があり，致死的となりうる．また，アウトフローグラフトを損傷すれば，大出血や全身血流の喪失につながり，やはり致死的となりうる．再開胸に臨むにあたり，ポンプ本体やドライブライン，アウトフローグラフトの位置をCTや透視で確認し，特に3次元的な位置関係を把握することが重要である（図2）．

落とし穴の回避法と対処法

- ✓ MitraClipを摘出するに際して，僧帽弁弁尖とクリップ，弁輪・弁下組織の位置関係を丹念に観察する．弁尖の心室側面から観察すると，クリップと僧帽弁組織の境界との判別が容易であることが多い．
- ✓ AtriClipによる左心耳閉鎖術を併施した際には，癒着防止目的でAtriClip周囲まで心膜シートで覆うことを推奨する．
- ✓ CTや透視でポンプ本体やドライブライン，アウトフローグラフトの位置を十分に確認する（図2）．手術中には，常に，ポンプ停止やデバイス機能不全が起こる可能性を考慮しておき，迅速に人工心肺を確立できる準備をしておく．

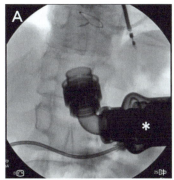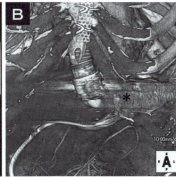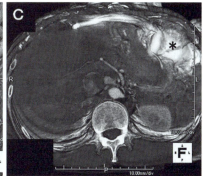

図2
透視画像（A），3D-CT（B），水平断CT（C）で見るポンプ本体（＊）・ドライブライン・アウトフローグラフトの位置．

第Ⅲ章　人工心臓（LVAD）植込み手術の落とし穴

6. 人工心肺離脱時の落とし穴

落とし穴の紹介

■ 事例

　LVAD植込み手術で人工心肺の離脱の際に空気抜きに難渋し右心不全を合併し，人工心肺からの離脱に時間を要した症例を経験した．

■ 事例の分析

　LVAD植込み手術では，人工心肺から離脱する際に体循環を担うポンプとして，自己心臓，人工心肺，LVADの三者が一時的に混在することになる．これらの役割を上手にコントロールしながら離脱することが肝要となる．また自己心の左室は十分にサポートされるが，右心には機械的補助がないので強心薬などによる十分なサポートが必要になる．

　加えて離脱時の空気抜きは重要な課題である．右冠動脈への空気塞栓による一時的な右心不全は特に頻度が高く，自己心元来の右心不全状態と相まって病態を複雑化させる厄介な問題である．

　LVAD離脱時に，空気抜きを十分に行ってから離脱の作業に入るべきであるが，合併手術施行時など心停止が必要であった場合は，特に空気抜きを十分に行う必要がある．多くの場合，アウトフローグラフトに空気抜き用の針を用いて空気抜きを行うが，左室内，特にインフローカフの内側部分に停留した空気は抜きにくいことがあり，注意が必要である．

　離脱に際しては，人工心肺のフローを十分に下げて，麻酔科医に頸部動脈を一時的に抑えてもらいLVADスタートを行う．またNO（nitric oxide）吸入療法，右心補助，右室後負荷軽減のためのカテコラミン類の投与が必要である．

　左室内の空気抜きが十分に行われていれば大動脈基部のベント設置は必要ではないとの意見もあるが，基部のベントを設置するほうがより安全確実である．

　十分に空気抜きも行われ，血行動態が安定している場合，人工心肺から離脱を試みるが，上記治療が十分に行われ，原疾患が右心不全を合併しており，LVADのみでは必要なポンプフローが2.0 L/min/m²，CVP＞20 mmHgの場合には，temporary RVADの適応を考慮する．Temporary RVADは脱血を大腿静脈経由右房で行い送血を肺動脈に行い，人工肺を組み込むかどうかは酸素化の程度で判断を行う．可能であれば周術期早期離脱を目標に管理を行う．

落とし穴の回避法と対処法　（表1）

　インフローカニューレ挿入後より左心内の空気抜きを意識して，心拍開始から，人工心肺離脱開始前に麻酔科医と協働して経食道エコーを観察しながら十分な空気抜きを行うこと，必要があれば大動脈基部に空気抜きのベントを設置することが必要である．

　右冠動脈への空気塞栓は右心不全を増悪させ一時的なRVADの必要性を高めるため，万全の注意が必要である．

　いったん右冠動脈内に空気塞栓を形成すると，不整脈など元来の自己心が低心機能状態であるため，冠動脈内に混入した空気抜きは容易ではなく長時間を要することもあり，十分な注意が必要である．

表1　術中の右心不全対策

1. 右心不全の原因検索	追加手技（血行再建など）が必要か？
2. 過度のボリューム負荷を行わない	CVP＜16 to 18 mmHg
3. 冠動脈への空気塞栓の予防	十分な空気抜きや術野での CO_2 使用
4. 十分な呼吸と酸素化	呼吸器の適切な設定
5. 適切な強心薬使用	Milrinone, epinephrine, iso-proterenol
6. 肺血管抵抗の減少	NO 療法
7. 適切な心拍数の維持	必要に応じてペーシング
8. 心室中隔の左方シフトの予防	過度のポンプスピード上昇は避ける
9. Temporary RVAD の適応を考慮	上記治療にもかかわらずポンプフロー＜2.0 liters/min/m², CVP＞20 mmHg

　呼吸器の適切な設定，適切な強心薬使用，NO 療法による肺血管抵抗の減少，必要に応じたペーシング，適切な心拍数の維持，過度のポンプスピード上昇は回避，心室中隔における左方シフトの予防といった治療を施行してもなおポンプフロー＜2.0 L/min/m²，CVP＞20 mmHg の場合には Temporary RVAD の適応を考慮する必要がある．

Redo を考えての手術

　外科になりたての頃いつも先輩方に口酸っぱく言われていたのが，「再手術を考えて今の手術をすること」という教えであった．心臓血管外科の場合は，再手術での再開胸や癒着剥離で次の術者が困らないようにするということである．一般心臓手術では，冠動脈バイパスにおいて内胸動脈や静脈グラフトなどが胸骨に近く走行するようなデザインでは胸骨再開胸の際に開胸鋸の刃がそれらの血管を損傷すると，場合によっては致命的なこととなりうる．また心臓大血管の処置にプレジェットを多用すると，再手術での癒着剥離の際に大汗をかくことになる．人工心臓植込み手術でも同じことが言える．特にアウトフローグラフトの走行ルートが胸骨に近接している場合，心臓移植の際の胸骨再開胸時に開胸鋸の刃がアウトフローグラフトを損傷し，心臓移植前に出血性ショックとなり手の施しようがない状況に陥る，という話はしばしば耳にする．

　米国留学勤務最終日に病院を出ようとしたときに，かつて筆者が担当した LVAD 患者がこれから心移植になると聞き大変嬉しく思った．翌日お世話になった皆に挨拶に回ったとき，その患者の再開胸の際にアウトフローグラフトを損傷し，心移植は何とか終了したが長時間心虚血のために LVAD 装着状態であると聞いた．とても悲しい気持ちで病院を後にしたのを覚えている．

第Ⅲ章 人工心臓（LVAD）植込み手術の落とし穴

7. 植込み時左室内血栓によるポンプ不良

落とし穴の紹介

■ 事例の紹介

　50歳代男性．急性大動脈解離・左冠動脈解離に対し，他院で上行-弓部置換術（TAR）・冠動脈バイパス術を行うも広範心筋梗塞のため V-A ECMO から離脱できず，肝腎不全が増悪したため当院へ転院搬送となった．搬送当日に体外式左心補助人工心臓装着（体外式 LVAD）を装着し，約1ヵ月で全身状態の改善が得られた．しかし，心筋梗塞後虚血性心筋症により LVDd/Ds 40/38 mm，EF 10％と左室が小さく，心臓機能回復に乏しいため心臓移植登録後に植込型 LVAD 装着となった．

　右心機能も低下しており，On-pump beating で植込型 LVAD への転換手術を行った．体外式 LVAD の脱血管を左室内から抜去．HeartMate 3 付属のコアリングナイフでさらに左室壁を切除した．左室内を確認するも明らかな左室内血栓を認めなった．HeatMate3 のカフを縫着し，HeartMate 3 を挿入．アウトフローグラフトは前回の体外式 LVAD の人工血管に端々で吻合した．その際はポンプ側からの血流に問題はなかった．

　HeartMate 3 の回転数を上げつつ人工心肺から離脱しようとするも，安定したフローが得られなかった．経食道心エコーでは左室拡大，Swan-Ganz カテーテルでは PAWP の上昇を認めた．体外式 LVAD からの転換手術であり，目視確認が困難な菲薄化左室内血栓がポンプ交換後にポンプ内に飛散し，ポンプ不全となっている可能性が考えられた．

　ポンプ内の異物を除去するために，HeartMate 3 を逆行性灌流することとした．そのため，HeartMate 3 をカフから取り外した後，アウトフローグラフトの遮断を解除し，上行大動脈→アウトフローグラフト→ HeartMate 3 と血液を十分に逆流させた．その際に HeartMate 3 インフロー部に置いておいたガーゼに菲薄化した微小血栓片を複数認めた．その後，再度 HeartMate 3 をカフに挿入し再起動すると問題なくフローが得られた．15分ほど様子をみて問題ないことを確認し，スムーズに人工心肺から離脱し，HeartMate 3 へと移行した．幸いにして周術期の脳合併症の発生は認めなった．またその後もトラブルなく循環補助ができている．

■ 事例の分析

　本症例の場合，断定はできないが左室内に遺残していた血栓がポンプ内に吸い込まれポンプ不全を起こしたものと考えられた．過去の報告が示しているとおり，体外式 LVAD から植込型 LVAD へのコンバージョンは脳合併症リスクが高い．これは体外式 LVAD が①体外導出されるチューブと血液との長時間の接触による凝固障害の影響や，②コネクタ部の血栓による微小な多発無症候性脳梗塞（場合により症候性）の影響が挙げられる．また送脱血管貫通部感染やカフ感染がある症例などでは感染性脳動脈瘤を形成している場合もあり，脳出血に注意が必要である．また体外式 LVAD は，劇症型心筋炎や急性心筋梗塞など超急性期〜急性期に使用される．そのため，左室がリモデリングする時間がなく，小さな左室内に脱血管を入れる必要がある．左室内狭小化による脱血不良がある場合は脱血管を深く挿入せざるを得ず，それにより Wedge thrombus 形成リスクが高いことも臨床現場では経験する．

　本症例はそもそも大動脈解離手術後であり，凝固障害が持続している状態に対し体外式 LVAD を狭小左室に挿入しており左室内血栓リスクが特に高い症例であったと考えられた．右心機能の悪化を懸念して On-pump beating での左室内検索を行ったが，狭小左室では心内観察が難しく，心停止下

での HeartMate 3 装着を選択することで防げた可能性がある.

落とし穴の回避法と対処法

　左室内血栓の探索は小さいコアリングサイトから beating で行うほど難しい. 体外式 LVAD 装着時であっても左室内血栓を合併している場合は, われわれは HeartMate 3 のコアリングナイフ（HeartMate 3 装着術で使用したものを再滅菌したもの）を使用して大きなコアリングを行うことで左室内を十分に検索するようにしている. しかし,「第Ⅲ章　人工心臓（LVAD）植込み手術の落とし穴, 2. インフロー（コアリング）に関する落とし穴, a. コアリング時の右室穿孔」にも記載したが, 心臓のサイズ・形態によっては右室穿孔や誤った位置でのコアリングをしかねないため, 術前・術中と十分な検討が重要である. HeartMate 3 カフ縫着は Cut & Saw と Saw & Cut の 2 つの方法がある. 左室内血栓を探索する場合, Cut & Saw が好ましい. コアリングサイトから小筋鉤で引くことで良好な視野が得られる.

　また beating での左室内血栓の検索・摘除も可能だが, 肉柱内にはまり込んだ血栓の見逃しや左室流出路方向は検索が難しい. また血液により左室内の視野が不良となる場合もあり, LA vent の挿入を含め様々な対策が必要となる場合がある. どうしても心停止を行いたくない場合は Rapid V-pacing による方法もある. 特に心拍数が速く比較的心機能が維持された症例では有効である.

　近年のデバイスの進歩により, HeartMate 3 は抗血栓性に優れ, そのうえポンプ不全がほとんどないとされる. このようなデバイスを使用している中で, 手術中の超急性期でのポンプ不全はインフロー/アウトフローでの流路トラブルかポンプ本体の故障かである（表 1）. ポンプ本体はプライミングで十分に確認できるため, ポンプ不全の場合は流路トラブルの検索が重要である.

　インフロー側のトラブルとしてはインフロー位置や心室形態による脱血不良, 本症例のような血栓などの吸い込みによるトラブルがある. アウトフロー側としては吻合部の狭窄, グラフトが長すぎることに起因するキンク（グラフトが途中で折れることにより閉塞）などが挙げられる. 特に体外式 LVAD から移行する際に前回グラフトと吻合する場合には吻合部狭窄には十分に注意すべきである.

　本症例はインフロー, アウトフローが問題なく, ポンプ本体内のトラブルと考えられ逆行性灌流で血栓を Flush-out させ事なきを得た. 右心機能の悪化を懸念してポンプ装着前に On-pump beating で左室内検索を行ったが, 狭小左室では心内観察が難しく心停止下での HeartMate 3 装着を選択することで防げた可能性がある.

表 1　ポンプ血栓症に関連する臨床症状, ポンプパラメータの変化, および TEE 所見

臨床症状	ポンプ	TEE
1. 心原性ショック 2. 特徴的な動脈波形の欠如 3. 致死性不整脈 4. 肺水腫 5. 不安定な血行動態 6. 低血圧	1. 低ポンプパワーと低拍動指数を認めるもポンプ速度は安定している場合：流入路ないしは流出路の閉塞, 左室不全, 不整脈, 高血圧 2. 高ポンプパワーと低拍動指数を認め, ポンプ速度が安定している場合：ポンプ血栓症, 血管拡張, 低血圧, 運動に対する初期反応	1. 心腔または弁構造内の目に見える血栓または疣贅 2. 心室中隔の右方偏位と左室の拡大 3. 拍動ごとに大動脈弁が開く（9〜10/10 拍） 4. 両方のカニューレを通る流れが鈍くなる（脈波ドップラー） 5. RAMP 研究（ポンプサポート/RPM の増加に伴う LV 寸法変化の欠如）

[Karuppiah S, et al：Intraoperative pump thrombosis（PT）in HeartMate（HM）Ⅲ. J Card Surg 37：3912-3915, 2022 より引用]

第Ⅲ章　人工心臓（LVAD）植込み手術の落とし穴

8. ポンプ交換時の落とし穴

落とし穴の紹介

■ 事例

　体外式LVADのポンプ交換手術の際に一時的に血圧低下をきたし，血行動態の悪化をきたした事例を経験した．

　また植込型LVADのポンプ交換時の落とし穴についても併せて記述した．

■ 事例の分析

　LVADのポンプ交換手術は体外設置型の場合と植込型の場合の2つの場合があるが，ともに緊急または準緊急手術で施行されることが多い．

　それゆえに十分な準備が整わず施行せざるをえないこともある．

　体外式LVADのポンプ交換は，多くの場合軽いsedation下に施行するが，脱血管と送血管の切断部位と新しいポンプとの接続において空気を混入しないように，しっかりと施行することが必要である．ポンプ停止の間は循環不全の状態になることもあり，術者へのプレッシャーは相当なものである．

　送脱血管をクランプし，ポンプと送脱管を切離し，空気抜きに手間取ってしまい，一時的な血圧低下をきたした経験は誰でも少なからずある．施行前に十分に手技を確認してから落ち着いて施行することが重要である．

　植込型LVADのポンプ血栓症などに対する交換術もHeartMateⅡなどに対して行われたが，最近ではポンプ血栓症自体の発生が減少し，植込型LVADのポンプ交換手術の頻度は減少している．

　植込型LVADのポンプ交換手術は，多くの場合，大腿動静脈を用いた人工心肺にて左開胸でポンプに直接アプローチする術式を選択するが，十分な視野確保が必要であること，ポンプのどの部分を交換するのかによって術式も異なることになる．HeartMateⅡやEVAHEARTのポンプ交換ではインフローカニューレとポンプの接続部分でポンプの接続を解除し，アウトフローグラフトを切断し，グラフト-グラフト吻合を行うことで術式が完成できる．一方で機種変更を行う場合には，インフローカフの交換が必要で心尖部への十分な剥離を要する．

　また脱気のためには心臓拍動下では困難なことがありrapid pacingなどで拍出を弱める工夫も必要となるため，その準備をしておくことが肝要で，必要に応じてペースメーカなどでペーシングできると便利である．

　また，短時間にインフローカニューレとポンプの接続を解除して新しいポンプと接続し，適切に脱気を行う必要がある点は体外式と変わらない．必要な機器と手技の手順を確認してスムーズに行うことが重要である．

表 1　植込型 LVAD ポンプ交換手術の注意点

1.　外科的アプローチ法	再度の胸骨生中切開，左側開胸，肋骨弓下切開
2.　交換部分の確認	全システム交換か，部分交換か
3.　出血量の減少	体外循環時間の短縮 拍動下，Rapid Pacing の必要性
4.　ポケット感染の有無	デブリドマンの必要性
5.　空気塞栓の予防脱気の方法	必要に応じてペーシング下脱気
6.　アウトフローグラフトの吻合と位置	心室中隔の左方シフトの予防
7.　新ドライブラインの走行の決定	既存のトンネルと異なる位置に

落とし穴の回避法と対処法

当然のことながら，起こりうる合併症について事前に想定し，対策を講ずることが肝要である．この場合，ポンプを停止させてから切断するまでに体外式の場合は比較的短時間で行う必要があり，十分に手技を確認して素早く行うようにすることが重要である．

事前に血行動態を観察し，交換可能であるかを判断することも重要である．

植込型 LVAD の交換術の注意点について**表 1**にまとめた．

外科的アプローチについてはなるべく再度の胸骨生中切開を回避し，左側開胸，肋骨弓下切開を選択する．交換が全システム交換か，部分交換かについては，術前から決定しておくことが望ましい．また人工心肺時間を短縮し出血量の減少に努め，拍動下，rapid pacing の必要性を検討，ポケット感染の有無によってデブリドマンの必要性も考慮する必要がある．

また，空気塞栓の予防として脱気の方法（必要に応じてペーシング下脱気）も考慮する必要がある．アウトフローグラフトの吻合の位置を想定しておくことも重要である．新ドライブラインの走行の決定においては既存のトンネルと異なる位置をあらかじめ設定しておく必要がある．

医療とは自然治癒への人為的誘導

かつての人工心臓といえば体外式の補助装置であり，心臓，大血管と体外式ポンプをつなぐ脱血と送血のぶっといカニューレが皮膚を貫通していた．管も太いし複数なので創部の観察や処置は毎日の大変なルーティンであった．当然，感染も多く，患者も医療従事者も苦労したものである．これが両心補助となると太い 4 本の管が身体を貫き，いったいこの患者はこの後どうなるのだろう？頑張って心移植に到達しても免疫抑制剤は必須だし，この創部感染は治るのだろうか？と，実際に心移植をするまで心配でならなかった．しかし心移植術後に外来で創部を観察すると，同部瘢痕はあるもののきれいに治癒している．もちろんそうなるまでに VAC（陰圧閉鎖法）など創部治癒まで時間を要することもあるが，ヒトの自然治癒能力というものに改めて感心させられる．古来より「I have dressed him：may God cure him：我包帯す，神，癒し賜う」(Ambroise Paré)，「医事は自然に如かず」(杉田玄白) といわれおり，医療とはまさに自然治癒への人為的誘導である．われわれは患者を彼ら自身の中にある自然治癒という神の手へと導ける名案内人になりたいものである．

第Ⅲ章　人工心臓（LVAD）植込み手術の落とし穴

9. LVAD 離脱手術の落とし穴

落とし穴の紹介

■ 事例

LVAD 植込み後に心機能が回復し，LVAD 離脱手術を施行したが，その後に心機能が悪化し植込型 LVAD の再導入が必要になった事例を経験した．

■ 事例の分析

LVAD を駆動中に心機能が回復し，循環動態が改善したため，LVAD を離脱することが可能になる症例がある．このような症例に対して LVAD 離脱手術が適応となる．適応の決定は極めて慎重に行われるべきであるが，LVAD 駆動中の心機能を正確に判断することは容易ではない．かつての Nipro VAD では Off test を施行し血行動態の変化を確認することが行われた．

現在の連続流植込型 LVAD からの離脱の適応に関しては様々な報告がなされている．一般的には，若年者における拡張型心筋症で初回心不全時の LVAD 植込み術後である症例が離脱の可能性が高いと考えられている．表1 に当施設において離脱可能であった症例を提示した．いずれも比較的若年の拡張型心筋症で心不全罹患期間が短い傾向があった．離脱を判断する頃には LVEF が 40％以上で補助流量が減少していた症例で，ランプテストを含む詳細な検討を行い，離脱の適応ありと判断した．

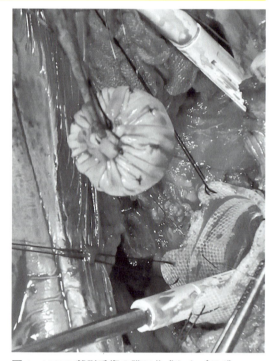

図1　LVAD 離脱手術の際に作成したプラグ

離脱手術の術式については，全システムの抜去から，アウトフローグラフトの結紮のみの術式まで様々なオプションがあるが，当施設では左室心尖部カフを残し，アウトフローグラフトを切離縫合し，ポンプを抜去する術式を選択してきた．欠損した心尖部には心膜パッチとテフロンで作成したプラグ（図1）を心尖部に装着する術式を施行した．

プラグの作成は，カフの径を測定のうえ，カフと縫合・固定し止血できるようにデザインして施行した．この方法で EVAHEART，Jarvik 2000，HeartMateⅡ，HVAD の離脱の際に施行した（図1）．手術の際は回復している心機能を最大限保持できるよう施行することが重要で，左室欠損部分を縫合閉鎖するなどの術式は左室形態を変化させるため，選択しないほうが良いと考えられる．

LVAD 離脱後の予後については多くの報告で良好であるとされているが，約 10％の症例で再増悪の可能性があることも報告されている．当該症例では周術期に左室機能が術前より明らかに低下していたため最大限の薬物治療を行ったが，LVAD の再植込みが必要と判断した．

落とし穴の回避法と対処法

　LVAD 植込み術後に著明に心機能が回復し LVAD から離脱可能となる症例が一定の割合で存在する．LVAD 合併症と移植までの期間なども考慮し適応を精査したうえで，適応があれば LVAD 離脱が施行され，その後の予後も比較的良好である．

　LVAD 術後の離脱の判断は当然であるが極めて慎重であるべきである．

　十分に心機能が回復したように判断されても，再度悪化する症例もあり，術後の十分な薬物療法を中心とした加療が必要である（表 1）．

　心尖部を修復する術式の選択については，縫合することによって左室径を減少させ心機能回復に悪影響を及ぼさない術式を選択することが適切であると考えられる．

表 1　LVAD 離脱例

Patient	A	B	C	D
年齢，歳 ※ LVAD 植込時	51	13	52	16
性別	男性	男性	女性	男性
基礎心疾患	拡張型心筋症	拡張型心筋症 頻拍誘発性心筋症の疑い	拡張型心筋症	拡張型心筋症
心不全罹病期間	4 ヵ月	3 ヵ月	5 年 10 ヵ月	3 ヵ月
LVAD 植込前 ICD/CRT-D	＋	－	－	－
カテコラミン	ドパミン，ドブタミン	ドブタミン，ミルリノン	ドブタミン	ドブタミン
補助循環装置	IABP	－	－	－
術前 Cre，mg/dL	1.34	0.23	0.68	0.76
術前 BNP，pg/mL	1488	178	41	952
INTERMACS profile	2	1	3	3
デバイス	EVAHEART	Jarvik 2000	HeartMate 3	HVAD
サポート期間，日	1,698	343	452	773
LVAD 関連合併症	脳出血，脾臓出血 ドライブライン感染 高次機能障害 認知機能低下	なし	なし	なし
薬物治療 LVAD 植込前	エプレレノン 50 mg	エナラプリル 6 mg カルベジロール 9 mg スピロノラクトン 40 mg	ペリンドプリル 2 mg アジルサルタン 3.125 mg カルベジロール 25 mg	ペリンドプリル 0.5 mg ビソプロロール 1.25 mg スピロノラクトン 25 mg
薬物治療 LVAD 植込前	エプレレノン 50 mg	エナラプリル 6 mg カルベジロール 9 mg スピロノラクトン 40 mg	ペリンドプリル 2 mg アジルサルタン 3.125 mg カルベジロール 25 mg	ペリンドプリル 0.5 mg ビソプロロール 1.25 mg スピロノラクトン 25 mg
LVAD 離脱後の イベント	死亡（誤嚥性肺炎） （離脱後 370 日）	創部感染 （離脱後 118 日）	LV-RV shunt	LVAD 再植込み （離脱後 145 日）

第Ⅲ章　人工心臓（LVAD）植込み手術の落とし穴

10. Impella 駆動開始時の左室内血栓吸い込み

落とし穴の紹介

事例

　40歳代のときにAMIを発症し，複数回のPCIならびに冠動脈バイパス術歴のある60歳代の男性．過去に左室内血栓症と心原性脳梗塞があり長期にわたりワーファリンを内服していた．また非ホジキンリンパ腫に対する抗がん剤治療歴ならびに多発性骨髄腫での加療歴があり，虚血性心筋症にアドリアマイシン心筋症を合併した重症心不全のため，心不全入院を繰り返していた．今回も軽労作の運動後に心不全が急性増悪し，強心薬で加療するも肺うっ血増悪と多臓器不全を認めたため，機械的補助循環が検討された．経胸壁心エコーで左室内血栓を認めず，Impella 5.0を右腋窩動脈から挿入した．しかし，ICU帰室4時間後よりImpellaの表示流量に変化はないものの，徐々に溶血尿出現ならびに混合静脈血酸素飽和度（SvO$_2$）低下ならびに心係数（CI）低下を認めた．Impella位置調整を行うも改善せず，Impella血栓が疑われ緊急でImpellaを交換した．Impellaの吐出部ならびにスクリュー部に白色の血栓が付着していた．Impella交換を行うと速やかにSvO$_2$，CIの改善を認めた．

事例の分析

　本症例はステップごとに対処を行った結果，Impella交換に至った（図1）．しかし，その後，再度のImpella交換後も24時間以降に前回同様に徐々に溶血尿出現ならびにSvO$_2$低下ならびに心係数（CI）低下を認めた．そのため，V-A ECMOを追加しImpella support levelを下げる戦略をとるも改善に乏しく，体外設置型左心補助人工心臓（LVAD）へと切り替えざるを得なかった．

　本症例は術直前の心エコー検査では心内血栓を同定できなかったが，左室内血栓症ならびにワーファリン内服下での心原性脳梗塞の既往があり，同定困難な心内血栓を考慮すべきであったかもしれない．抜去したImpellaに白色血栓が付着していたこと，LVAD装着手術時に左室を観察すると肉柱間に白色血栓の付着を認めたことからも術前から左室内血栓を検討することで治療方針が変わった可能性もある．しかし，非ホジキンリンパ腫に対する抗がん剤治療歴，ならびに多発性骨髄腫での加療歴がある点から当院でも治療方針決定に非常に難渋した．

落とし穴の回避法と対処法

　左室内血栓を認めた症例に対するImpella挿入は禁忌とされている．そのため，挿入前の経胸壁心エコーならびに経食道心エコーによる左室内血栓の検索は重要かつ必須事項である．しかし，左室内にモヤモヤエコーを認める場合，それが血流によるものなのか血栓なのかの判断に悩むこととなる．その場合，造影CTが診断に役立つことがあり，腎機能が許せば施行することもある．これらの検査所見を統合し，少しでも血栓が疑われる場合，心停止下に心室内を確認・血栓摘除しImpella導入ないしは体外設置型補助人工心臓の装着が選択される．

　本症例のように繰り返すImpella血栓症と合併症を認めた場合，その治療戦略変更を検討する必要がある．形成後間もない血栓であれば抗凝固療法の強化での改善が期待できるが，陳旧性血栓であれば短期間での血栓溶解は難しい．

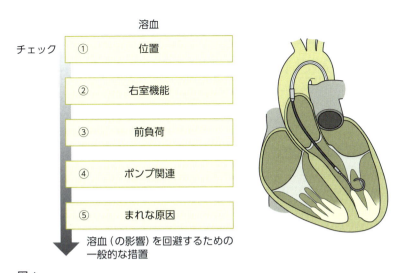

図 1
[Van Edom CJ, et al：Management of Bleeding and Hemolysis During Percutaneous Microaxial Flow Pump Support：A Practical Approach. J Am Coll Cardiol Intv 16：1707-1720, 2023 より引用]

　Impellaが表示する流量はあくまで計算値である．したがって，急性期はImpella表示のみに頼ることなくSwan-ganzカテーテルなどモニタを増やすことで"適切な"補助循環が達成されているか確認することが可能である．最近ではImpella 5.5にアップグレードされたこともあり流量表示の正確性や耐久性の向上が得られたが，単一モニタだけでの評価は危険である．様々なデータやモニタリングを統合して評価する重要性を忘れてはならない．

　われわれは1回のImpella交換の後，体外式LVADを選択した．手術では，十分な左室切開をおき，肉柱を切除し血栓を観察可能な範囲内で除去した．またLVAD回路には膜型人工肺を組み込み，遺残した血栓が脳や体循環に飛ばないようシステムを工夫した．

　別の方法として，左室内血栓摘除後のImpella再交換も選択肢となる．本症例と異なり心尖部限局性の血栓であればDor手術と組み合わせることで再発予防を講じることも可能である．一方で本症例のような心内の多発血栓症の場合では術後抗凝固は強力にきかせる必要があり高い出血リスクを考慮すべきである．患者背景と手術リスクを鑑みたうえで治療方針を決定することが重要である．

第Ⅲ章　人工心臓（LVAD）植込み手術の落とし穴

11. 植込型 LVAD から心移植時の落とし穴

落とし穴の紹介

■ 事例

　40 歳女性．DCM にて体外式 NIPRO-VAD で 2 年間，移植待機していた（本掲載時より 10 年以上前の話である）．胸骨正中切開再開胸は問題なく行えたが，癒着予防のために胸骨下に置いてあった Gore-Tex シート周囲が癒着肥厚していた．患者血行動態は体外式 LVAD によって安定しており，左室を少し抑えながら左室側壁を剥離した．癒着の少ない層に達してほっとしたところで，左心耳が飛び出してきて電気メスで一部損傷した．縫合止血しようとしていると，第 2 助手が体外式 NIPRO-VAD の血液チャンバーに少量の空気があると報告した．速やかに手術台を head down にして濡れたガーゼで左心耳部分を圧迫しヘパリン投与した．経食道心エコーでは大動脈基部を含めて明らかな気泡を認めず．SVC 近くの右房に脱血管のための巾着縫合をかけ，NIPRO-VAD 送血グラフトにも送血用の巾着縫合をかけた．ACT が治療域に達したところで，NIPRO-VAD の送脱血管をともに遮断．幸い血行動態は維持できたので，左心耳を抑えているガーゼを外し，左心耳をそーっと持ち上げ出血している 5 mm ほどを縫合止血した．その後は VAD を再開することなく，上行大動脈と SVC を剥離し，ハーベストチームの飛行機が着陸したのを確認して人工心肺を開始した．臓器到着後，通常どおりの心移植を行った．移植患者は術後神経学的異常なく独歩退院した．

■ 事例の分析

　心嚢内の癒着は人工物を中心に起こるので，VAD 術後ではポンプ本体，送血管，脱血管周囲が非常に固く癒着する．送血グラフトはちょうど胸骨直下に接することが多く，高圧系なので通常の癒着防止に使われる 0.1 mm の Gore-Tex シートではシートごとグラフト損傷を起こすこともある．そのため本症例では 1 mm の Gore-Tex シートが用いられていた．これは胸骨再開胸にはよいものの胸骨が開いた後のシートの下の癒着は厚く肥厚していた．この硬い瘢痕組織ともいえる膜を切ったところでその奥で癒着していない左心耳が出てきて損傷した．出血も少しあったが，空気引き込みのことが頭をよぎり第 2 助手に確認してもらうと，術野で清潔にドレーピングされた NIPRO-VAD の血液チャンバーに少量の空気あり，左心耳損傷部分から空気を引いたと考えられた．

落とし穴の回避法と対処法

✔ 事例は体外式 NIPRO-VAD での経験であるが，植込型 LVAD からの心臓移植でも十分起こりうる落とし穴かと思う．むしろ本症例のように目視確認できないので知らないうちにより多くの空気を吸引する可能性もある．前縦隔のきつい癒着を越えて左室側壁に行くと急に剥離しやすくなるので注意が必要である．対処法としては事例に示すように，①まずエア吸入（混入）を疑い経食道心エコーで確認，②ヘパリン化して LVAD 停止し，必要に応じて人工心肺開始することであろう．

✔ 植込型 LVAD からの心移植での落とし穴の多くは縦隔内の厳しい癒着に関係すると思われる．特に再手術症例，大動脈弁置換などの複合手術症例，RVAD 装着症例，感染症例でそれは著しい．以下に他の症例で気づいたことを挙げる．① 1 mm Gore-Tex シートは本症例のように前縦隔全体に肥厚した炎症の膜をつくるので，最近では余った送血グラフトを長軸方向に切開したものをベンドレリーフがカバーしていない送血グラフトのカバーにのみ用いている．② HM Ⅱ のようなポンプポケットを要するポンプのみならず HVAD/Jarvik2000 においてもポンプは心尖部に固着している

ことが多い．この心尖部からポンプポケットには，肺のみならず消化管が癒着することもあるので注意が必要である．人工心肺を開始したら送血グラフトを切断して，それを引き上げながらデバイスに近いところを剥離していく．もちろん金属には組織は癒着しないが，カフとの間などの隙間に組織が入り込んでいる．臓器が到着して時間がないようであれば，大動脈遮断後にいったん左室を心尖部で離断して心摘出し，心尖部胸壁横隔膜面にポンプとカフを残した状態で心移植を行う．後で肺，消化管損傷に気をつけながらカフとポンプを切除する．③大動脈弁の術後であると大動脈基部に右房が癒着しているが，ここは右房を破ってでも大動脈遮断前に剥がしておいたほうがよい．Transverse sinus を確認することで右肺動脈損傷なく上行大動脈，肺動脈の離断がやりやすくなる．

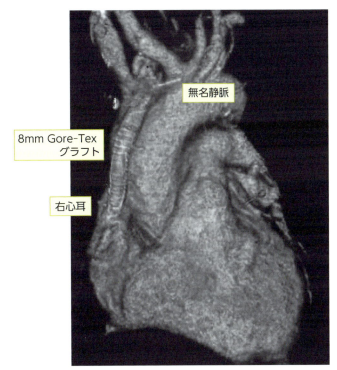

図1　ペースメーカリード遺残肉芽に伴う SVC 狭窄に対して心移植術中に無名静脈-右心耳バイパス施行した症例（術後造影 CT）

④癒着がきついと思われる症例では FV-RA 脱血が楽である．IVC もテーピングすることなく必要であれば遮断もできる．特に RVAD が装着されている症例では右房への損傷が空気吸引でポンプ停止につながる可能性があるので最初から FV-RA 脱血できるようにしたほうがよいと思う．⑤特殊な例ではあるが，左開胸で Jarvik2000 が入っている場合，これを正中切開創からコントロールはできない．したがって，左第7～8肋骨を切除してデバイスのドライブライン金属部分の背側にある ringed Gore-Tex カバーを切開して中の人工血管を遮断可能にする必要がある．下行大動脈に吻合してある送血グラフトは結紮後にそのまま放置する．⑥これは縦隔の癒着とは関係ないが，CRTD などのリードが数本入っている症例で，移植時のリード抜去後に SVC に狭窄をきたすことがある．おそらく残った肉芽組織によるものと思われるが，対応としては 8 mm Gore-Tex グラフトを部分遮断した無名静脈につなぎ，逆サイドは右心耳につなぐ（図1）．

第Ⅲ章　人工心臓（LVAD）植込み手術の落とし穴

12. MICS-LVAD植込みの落とし穴

落とし穴の紹介

■ 事例

　40歳の女性．BTT目的でHVAD植込みとなった．移植時の胸骨再正中切開のリスクおよび本人の希望もあり両側開胸でのMICS-HVAD植込みとした．両手を横に出した仰臥位にてFV-RA脱血，FA送血で人工心肺を確立した．MICS-AVRの要領（右第3肋間開胸）で心膜をつり上げ上行大動脈を部分遮断し，10cmに切った送血グラフトを吻合した．手術台をやや左上にして左第6肋骨床開胸で心尖部心膜を開けて右側から開けた心膜切開線へつなげた．心尖部をcoring outし，通常どおりにカフを縫着した．送血グラフトを装着したHVADをカフに挿入し，クリック音がするまでネジを回し固定した．送血グラフトを右開胸部に誘導し，CVPを上昇させ空気抜きを行っていると急に心尖部のHVADがすっぽ抜けてしまった．完全体外循環にして，ポンプ脱血管根本のO-ringに問題のないことを確認し，再度脱血管の根本がカフに入るまで押し込みネジを締めポンプが抜けないことを確認した．後は通常どおり送血グラフトから空気抜きを行い，右開胸の視野にて上行大動脈に吻合しておいた送血グラフトとグラフト同士を吻合し，問題なく人工心肺から離脱した（図1）．

■ 事例の分析

　HVAD脱血管の根本にはシリコン製のO-ringが入っており（図2），この部分が心尖カフの金属リングの部分を通過し，金属リングの部分がポンプ上面に達したところでネジで金属リングを締めるとO-ringの部分で密閉される（図2中央）．本事例ではおそらく脱血管が若干斜めの状態か，あるいは十分に押し込めていない状態でネジを締めたために，固定が不完全で心腔内に圧がかかったときにポンプが逸脱したものと思われる．

落とし穴の回避法と対処法

✓左小開胸MICS-LVAD植込みでは視野が限られるためポンプ脱血管をカフに挿入するときに十分入っているか目視で確認することは難しい．またカフを何らかの方法で固定しないと，押しても心尖部がへこむだけで押し込めているかわかりにくい．対処法としては，カフを鉗子か何かで把持しておいて脱血管をゆっくりとカフに垂直に挿入していって押し込んだ状態でネジを回すことであろう．ネジを締めたら少し引っ張って抜けないか確認して，それから加圧して出血がないことを確認する．また別の正中切開の症例ではあるが，脱血管の入れ方が斜めになったためかO-ringが切れた症例も経験した．この場合はポンプが固定されていたが，カフから出血が止まらなかった．O-ringだけを入れ替えて事なきを得た（図2右）．

✓HeartMate 3でも左小開胸の視野の中でカフに挿入するときにはカフ周囲の金属部分を把持したほうがよい．HeartMate 3ではきっちり入ればロックが下りるので，ロックが下りれば大丈夫と思ってよい．ロックが下りなければ，カフとポンプの間にフェルト，糸，糊の塊など，何か挟まっていないか確認する必要がある．

✓HVADの交換が必要になった場合，カフを置いたままそこにHeartMate 3を入れる方法も報告されている．この場合，古いHVADのカフを温存してネジを回してHVADを外す必要があるので，

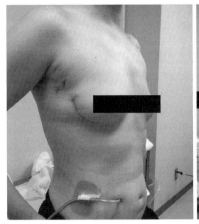
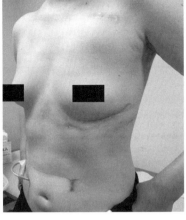

図1 両側開胸でのMICS-LVAD植込み術後

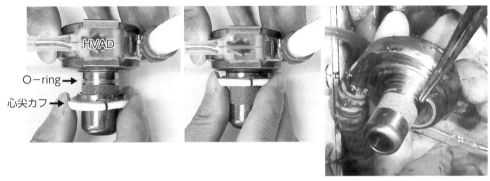

図2 HVAD脱血管根本にあるO-ring, および術中に切れたO-ring (右端図)

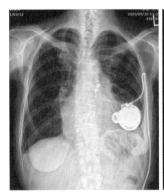
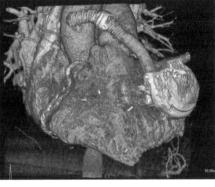

図3 植込型LVAD感染症例に対して, LVAD除去＋Impellaサポート後に, 左開胸でHVAD植込みを行った1例
屈曲予防にリング付き人工血管を用いた[1].

術前のCTでこのネジがどのあたりにあるか見当をつけて手術に入る必要がある.

✓ 正中切開で植込んだLVADの感染に対して, LVAD除去＋Impellaサポート後に, 左開胸でのHVAD植込みを経験した. この症例では感染した縦隔を避けるために送血グラフトは肺動脈の前を通している. ここでは屈曲予防のためにリングで補強した人工血管をupper hemi-sternotomyで上行大動脈に吻合した[1] (図3).

文献
1) Kawasumi R, et al : Staged left ventricular assist device reimplantation via the left anterior wall approach for a patient with severe pump pocket infection. Artif Organ 47 : 1223-1225, 2023

第Ⅲ章　人工心臓（LVAD）植込み手術の落とし穴

13. 左開胸 LVAD（Jarvik2000）植込みの落とし穴

落とし穴の紹介

事例

　70歳男性．20年前に AVR，5年前に redo-AVR/MVR/TAP/上行置換/左心耳閉鎖を施行した．2年前から再三，心不全で入院し，現在カテコラミン依存状態であった．心エコー検査：Dd/Ds 81/77，LAD 64，EF 9％．弁機能は正常であった．自費での DT-LVAD 植込みを希望していた．CT にて上行大動脈の人工血管に肺の癒着が疑われ，Jarvik2000 を下行大動脈へ吻合することとした．右下側臥位とし FV-RA 脱血，FA 送血で人工心肺確立した．下行大動脈は細く，部分遮断は無理と判断し送血グラフト予定吻合部の尾側と頭側を単純遮断して吻合予定部を切開したところで血圧低下と左室が張ってきたことに気がついた．幸い，ギリギリ部分遮断鉗子をかけなおすことができたので，血圧低下と左室の張りは改善し送血グラフト吻合を完遂し事なきを得た．

事例の分析

　Jarvik2000 の下行大動脈への吻合は10例ほど経験しているが，事例に挙げた以外にも色々な落とし穴がある．まず，①下行大動脈への吻合は必ずしも容易ではない．原因としては視野が深く，人工心肺使用下でも大きな左室が拍動していると結構邪魔になる．②慢性心不全患者では下行大動脈が細いことが多く，脆いような気もするので 5-0 prolene フェルトマットレスを4ヵ所に用いて吻合している．この懸念があるために事例のように完全遮断で行うことが多かったが，自己心機能があまりにも悪いと下行大動脈の完全遮断に伴う後負荷の上昇に自己心が耐えられず，血行動態の破綻になりかけたのであろう．

落とし穴の回避法と対処法

✔部分体外循環であるため，人工心肺操作の ME とのコミュニケーションが重要である．下行大動脈の完全遮断に際して，もっとしっかり脱血してもらうべきだったのかもしれない．前負荷も上がって左室が張ってしまったのかもしれない．左室の張りや肺動脈圧を見ながら脱血調整するのが難しそうであれば，あるいは心室細動に陥ってしまったならば，下行大動脈中枢側に送血管を入れて完全脱血＋左室心尖ベントで人工心肺を維持すべきであろう．

✔左開胸 LVAD（Jarvik2000）のその他の落とし穴としては，③送血グラフトの長さに注意が必要である．長すぎると左肺が膨らんだときに下行大動脈吻合部近くで屈曲する可能性がある．また短すぎると図1の矢印 a に示すように送血グラフトが引っ張られ，結果としてポンプ本体（脱血口）が中隔方向を向いて溶血の原因となりうる（他施設からのコンサルト症例）．したがって，まず 10 cm ほどに切った送血グラフトを下行大動脈に吻合して，送血グラフト付きのポンプを心尖部に植込んだ後にグラフトに圧をかけ，肺も膨らませてグラフトの長さを合わせ最後にグラフト同士の吻合を行っている．それでもポンプ本体（脱血口）が中隔方向を向く懸念があるならば，送血グラフトとポンプの接続部分を矢印 b のように尾側に引くように固定する．④ドライブラインの根本の金属部分にも注意が必要である．向きによっては胸壁に当たるので，それを意識してポンプ本体を挿入

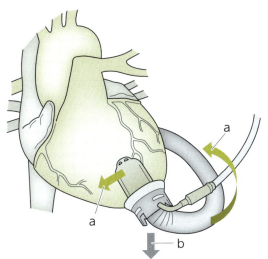

図1 左開胸での Jarvik2000 植込みでの注意点
送血グラフトが短いと矢印 a 方向に送血グラフト，ポンプ本体が引っ張られポンプ本体が中隔を向き溶血を起こすことがある．またドライブライン根本の金属部分と胸壁の干渉にも注意が必要．

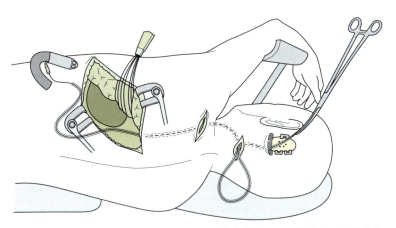

図2 左開胸での Jarvik2000 PA type (耳介後部型) での植込みでの注意点
左胸腔肺尖部から背側の左第1肋間を通り僧帽筋を分けて鎖骨上窩に出る経路となり，深い経路となるので十分な止血確認が必要である．

固定する必要がある．その意味でも2つのグラフトを最後に吻合する方法は有効だと思う．

- ✓ Jarvik2000 には腹部ケーブルのみならず，耳介後部の頭蓋骨に pedestal（台座）をネジで固定してそこに電源ケーブルをつなぐ機種がある．左開胸での Jarvik2000 植込みにおいてもこの機種は使用可能である．耳介後部に至るドライブラインが通る経路は，左胸腔肺尖部から背側の左第1肋間を通り，僧帽筋を分けて鎖骨上窩に出るものとなる．深い経路となるので十分な止血確認が必要である（図2）．

第Ⅲ章　人工心臓（LVAD）植込み手術の落とし穴

14. 再開胸止血術の落とし穴

落とし穴の紹介

■ 事例

　LVAD のドライブライン断線に対して，胸骨正中切開の再々々開胸での緊急ポンプ交換術を行った（30 歳代，男性）．大腿動静脈からの送脱血による人工心肺下に強固に癒着していた心臓・血液ポンプ周囲を剝離し，血液ポンプに引き続いて断線していたドライブラインを摘出した．ドライブライン皮膚貫通部周囲に限局した感染が疑われたため，従来の経路から十分に離れた対側からドライブラインを体外に導出して，LVAD の駆動を再開した．体外循環からの離脱は容易であったが，広範囲にわたる剝離面からの滲出性出血のコントロールには時間を要した．術野内の出血が減少したことを確認して閉胸しようとしたところ，麻酔科医から「どこかにボリュームがとられている．出血がないか確認を」との声がかかった．縦隔内と左右の胸腔内を確認するも大きな出血は認めず，経食道エコーでも明らかな血液の貯留は認めない．長時間体外循環となったために Third Space への漏れ出しが多いと判断し，閉胸して ICU に帰室した．しかし，輸血を要する血中ヘモグロビン値の低下が続き，徐々に腹部の膨満を認めた．再度，手術室に戻って，緊急再開胸に加えて開腹して腹腔内を検索したところ，ドライブラインが腹腔内を通過しており，その通過の際に体網の小動脈を損傷していたことによる腹腔内出血であった．

■ 事例の分析

　LVAD 治療では，感染や機器トラブルなど様々な要因で再開胸手術が必要となることがある．縦隔内には少なくとも LVAD 挿入手術に伴う癒着を有する再開胸手術であり，本症例のようにそれ以前に複数回の開心術の既往を持つ症例も少なくない．症例によるが，強固な癒着のためにその剝離に時間を要して長時間の体外循環となり，凝固因子の低下に伴い止血困難となることもある．少なくとも，広範囲にわたる剝離面からの出血のコントロールには時間を取られることが多い．LVAD 装着症例の再開胸手術において，出血量を減らすためには，「血液凝固能を維持すること」と「出血源となりうる剝離を必要最小限にすること」の 2 点が重要となる．慎重に癒着剝離を進めることはもちろん重要であるが，剝離範囲を限局する努力も重要となる．無用な剝離を避け，安全かつ有効な剝離範囲を見極めて，必要最小限の剝離で手術を完遂できることが望ましい．筆者らも，現在は LVAD 血液ポンプ交換の際には左季肋部アプローチで行っており，心尖部周囲の限局した癒着剝離で良好な手術視野が得られ，体外循環時間の短縮にも寄与している．

　本症例のもう 1 つの重要な点は腹腔内出血であったことである．全身麻酔中の大量出血は，循環血液量を維持する輸液量の変化ですぐに麻酔科医によって気づかれることが多い．術者もすぐに検索して縦隔内や左右の胸腔内の出血を発見して対応することができる．腹腔内出血は，腹部膨満などの明らかな所見を元に試験開腹しなければ発見が困難である．特に，痩型ではない体型の症例ではドレーピングした体表からの触診では容易には腹腔内血液貯留がわからないため，最初から腹腔内出血の可能性を考えて超音波検査を行うなどの検査をする必要がある．閉胸前であれば前胸部正中創下縁からの小開腹で腹腔内の検索はできるため，可能性が否定できない場合には有用な手段である．

　本症例における腹腔内出血の原因は，ドライブライン用トンネル作成時の腹腔内迷入と体網内小動

118

脈の損傷であった．現在，多くの施設で用いられている triple tunnel 法によるドライブライン用トンネルは腹直筋鞘内の後鞘前面を通過させることが多い．この際にトンネル作成用のトンネラーが腹腔内に迷入する可能性があることは知られている．当然，腹腔内の出血も可能性を疑う対象となるべきだが，出血のタイミングによってはなかなか思い至りにくいのも事実である．トンネル作成直後には何の変化も起こらないが，拍動や手術操作によってドライブラインが動くことによって徐々に損傷が拡大してくることもありうるので，手術終盤での出血においても注意が必要である．

落とし穴の回避法と対処法

✔ 再開胸症例では必要かつ最小限の癒着剥離で確実な植込み手術が可能な手術戦略を立てる．

✔ 体外循環時間の短縮や適切な術中出血のコントロールなど，血液凝固因子の消費に注意を払う．

✔ 術後出血を疑う場合には，縦隔内などの通常の手術操作が及ぶ範囲以外からの出血も疑い検索を行う．

第Ⅲ章 人工心臓（LVAD）植込み手術の落とし穴

15. Impella 挿入時のカニューレ内 AR による VF

▶ 落とし穴の紹介

■ 事例

51歳男性，虚血性心筋症で過去に複数回の PCI 施行歴のある患者．最近の心エコーで LVEF 12%であった．今回，心原性ショックで緊急搬送となり，Impella CP SmartAssist を鼠径部より挿入し前下行枝への PCI を行った．ICU にて Impella CP 継続にて循環管理を行うも循環動態の改善なく離脱困難なことから，3日後に Impella 5.5 SmartAssist へのエスカレーションを行うこととなった．右腋窩動脈に人工血管を吻合し，同部より Impella 5.5 を左室内に留置した．ガイドワイヤを抜去し Impella 5.5 の駆動を開始しようとしたところで経食道心エコーにて Impella 5.5 先端位置が満足できる場所ではなかった．このため修正を試みようと位置調整をしていたところ，突然の VF（心室細動）をきたした．

■ 事例の分析

Impella はインペラ（羽根車）の回転速度を制御し，回転速度が上がるに従い補助流量が増加する．Impella の P level はそれに応じた回転数が設定されており，P level が上がるごとに規定の回転数となるように制御電圧が設定されている．軸流ポンプである Impella の流量は，ポンプ回転数およびポンプ前後の圧勾配（大動脈-左室内圧圧較差）によって変化する．図1は模擬回路内で Impella CP を駆動させ，任意の圧勾配をかけたときの Impella P level ごとの Impella 流量の変化である．Impella CP の流量特性を示す曲線で HQ カーブともいわれる．ポンプ前後の圧較差がある一定以上を超えるとポンプ内逆流を起こしていることが理解できる．血圧が高値である場合，Impella CP では低い P level だと拡張早期にポンプ内逆流が発生する．しかしながら，制御装置が逆流を感知しポンプ回転数を上昇させるため，臨床上は大きな問題とはならない．しかし，P-0 モードでは駆動力がまったくないため，血液は完全に圧力勾配に従って Impella カニューレ内を逆流する．これはいわゆる重度の大動脈弁逆流症（AR）の状態と同義であり，心原性ショックの状況下では，さらなる心負荷が急変を

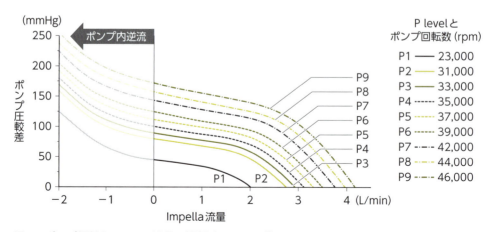

図1　ポンプ揚程と Impella 流量の関係（HQ カーブ）
（済生会熊本病院集中治療室　鵜木崇先生より提供）

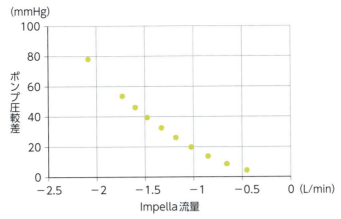

図2 Impella CP P-0 モードでの圧格差と Impella 流量
(済生会熊本病院集中治療室 鵜木崇先生より提供)

招くことも珍しくない．図2は Impella CP を P-0 の状態で圧勾配をかけてカニューレ内逆流量を測定したものである．拡張期血圧が高いほど逆流量は増えるが，おおむね1～2 L/min の逆流が想定される．Impella は大動脈側にある吐出部に軸流ポンプを持つ補助循環装置であり，左室から大動脈へ血液を送り出す．血液が流れるカニューレ部分は単なる導管であるため，本症例のように，挿入時などに P-0 の状態のまま左室内で駆動まで時間を要しているとカニューレ内逆流により状態悪化が懸念される．さらに Impella 5.5 はカニューレ内腔が CP より大きく逆流量も増大するため，低左機能患者においては急激な左室拡張末期圧の上昇からうっ血の増悪や拍出量の低下，さらには VF や PEA といった循環破綻を引き起こす可能性もある．

落とし穴の回避法と対処法

　Impella テキストブックによると Impella 5.5 SmartAssist 補助準備・挿入の項目では，適正な位置に留置されたら，留置用ガイドワイヤを抜去する→留置用ガイドワイヤが抜去されたことを確認する（朱文字）→ポンプ開始を選択後，補助レベルを P-2 から P-4，P-4 から P-6 と数分ごとに上げていく，との記載がある．ポンプ開始前に留置用ガイドワイヤが抜去されたことを確認することは言うまでもなく最重要なことであるが，先に示したように P-0 のまま LV 内の位置調整などに戸惑っていると，大動脈から左室内へカニューレ内を血液が逆流するため，低心機能患者ではカテーテル内 AR のため VF に陥ったりする．これを回避するため，Impella 吸入部が左室内に入ったらなるべく早く適正な位置までもっていき，速やかに P-2 で駆動開始する必要がある（ガイドワイヤの抜去を忘れずに）．先に Impella を駆動してからゆっくり位置調整しても良いかもしれない．またカニューレ内 AR による循環破綻をきたす前に肺高血圧の増悪がみられるので注視しておく必要がある．また Impella による AR はカニューレ内のみならず，大動脈弁弁尖間にも発生し，Impella の P level に関係なく，弁の硬さと AOP-LVP 圧格差によって生ずるため，いずれにせよ Impella 留置時には速やかな駆動開始が必要である．

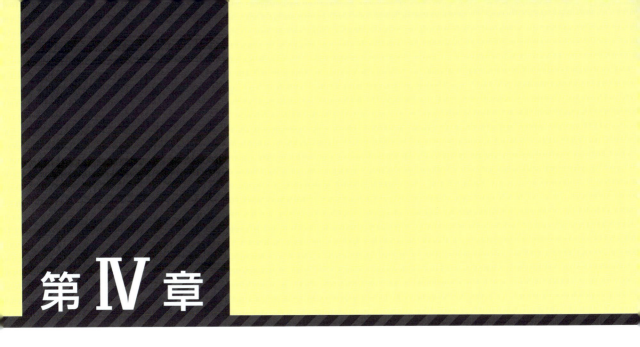

第Ⅳ章

人工心臓 (LVAD) 管理の落とし穴

第Ⅳ章　人工心臓 (LVAD) 管理の落とし穴

1. 体外式 VAD 接続部脱落による大出血

落とし穴の紹介

■ 事例

　この症例は，40 歳代の男性患者で，拡張型心筋症の既往歴があった．患者はこれまでに 4 度の拡張型心筋症の急性増悪を経験しており，今回の急性増悪により体外式左室補助装置 (LVAD) の装着が必要となった．手術後，コネクタ部に血栓が生じ，数度の遠心ポンプ交換が行われたが，多臓器不全の改善に伴い，NIPRO-TOYOBO ポンプへの切り替えが行われた．

　ポンプの切り替え後，約 2 時間が経過した時点で，患者はベッドをギャッジアップし，リハビリを開始した．その際，接続部が外れ，大量の出血が発生した．医療スタッフは即座にクランプを行い，迅速にポンプの交換作業を行ったため，幸い大事には至らなかった (図 1)．

■ 事例の分析

　本症例において，複数回にわたる回路交換が接続部の脱落に寄与した可能性が高い．具体的には，回路交換のたびに接続部を取り外す操作が繰り返された結果，チューブが軟化し，接続部の固定が不安定になったと考えられる．体外式 VAD の管理においては，コネクタ部の血栓形成や機械的な問題が頻発するため，定期的な遠心ポンプの交換が必要となる．この交換作業が繰り返されることで，接続部の摩耗や劣化が進行し，最終的には脱落のリスクが増大する．また，回路交換接続時にコネクタのすべりをよくするために水をかけることが接合部脱落のリスクを上げることが報告されている．

　また，ポンプの切り替え後，早期に屈曲しうる体位を取ることも接続部の外れを引き起こす一因となりうる．本症例では，NIPRO-TOYOBO ポンプへの切り替え後，短時間でリハビリが開始された．リハビリや体位変換を行う際には，接続部が適切に固定されていることを再確認し，過度な力が加わらないようにすることが重要である．

落とし穴の回避法と対処法

　接続部の脱落による大出血が発生した際，まずは即座にクランプを行って出血を抑えることが最優先である．そのためには VAD 装置横に 2 本のチューブクランプを常備しておかなくてはならない．本症例でも迅速にポンプの交換を行い，患者の状態を安定させることができた．このような緊急事態においては，迅速かつ適切な対応が患者の予後を大きく左右するため，医療チームの連携が非常に重要である．出血量によっては即座に輸血を行い，早期の是正を図る必要がある．

　接続部の脱落を未然に防ぐためには，まず回路交換時の操作手順を見直し，接続部に過度な負荷がかからないようにすることが求められる．交換時に接続部を慎重に扱い，必要に応じて耐久性の維持されている場所までチューブを切断する対策が考えられる．また，交換後には接続部の状態を十分に確認し，約 24 時間は臥床で安静が重要である．

　また，患者および医療スタッフへの教育も重要である．患者には，体外式 VAD の管理方法や注意点を十分に説明し，日常生活での適切な管理ができるよう指導することが必要である．医療スタッフに対しても，定期的な研修を行い，緊急時の対応や機器の取り扱いについての知識と技術を向上させ

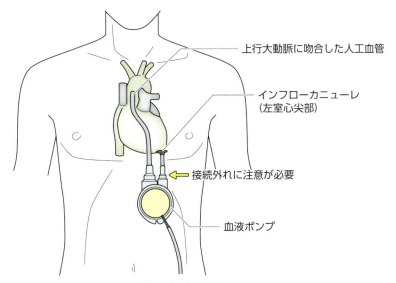

図 1　NIPRO-TOYOBO ポンプの概略図
[Sugiyama Kato T, et al：Long-Term Management of Pulsatile Extracorporeal Left Ventricular Assist Device. Ventricular Assist Devices, Shuhaiber J（ed.），IntechOpen, p197, 2011 より引用]

ることが求められる

　最後に，定期的なメンテナンスと点検の重要性を強調したい．体外式 VAD の機器は長期間にわたって使用されるため，定期的な点検とメンテナンスを怠らないことが，接続部の脱落やその他のトラブルを未然に防ぐ鍵となる．以上の対策を講じることで，体外式 VAD の管理における安全性を向上させ，患者の予後を改善することが期待される．本症例の経験を踏まえ，今後の臨床実践に活かしていくことが重要である．

第Ⅳ章　人工心臓（LVAD）管理の落とし穴

2. 消化管穿孔の合併

落とし穴の紹介

■ 事例

植込型 LVAD が腹部に設置され，長期補助期間中に腹部臓器を圧迫することによって胃穿孔を併発したが，保存的加療にて心臓移植に到達した事例を経験した

■ 事例の分析

植込型 LVAD の長期補助中に腹部臓器を圧迫することによって消化管関連合併症が発生することがあり，特に消化管穿孔への対処は困難であった（図1）.

特に小体格の患者に対して，ポンプは相対的に大きく腹壁に設置される際に直接消化管と接することがないように大網やゴアテックス膜などの使用など工夫がなされるが，長期補助に伴い胃穿孔を併発した症例を経験した．

現在では，ポンプポケットはデバイスの進歩によって腹部に作成されることはまれとなり，消化管穿孔は過去の合併症となったが，小体格の患者では発生しうる重要な合併症であった．比較的に無症状で進行し，内視鏡検査などによって無症状で発見されることもある．このため小体格の患者の場合，年単位に及ぶ補助期間が想定される際には定期的な内視鏡検査を考慮する必要があるかもしれない．

胃穿孔を発見したら，外科的な介入が感染治療の観点からも必要である．消化管に対する術式は切除または穿孔部分の部分切除などを消化器外科医とコンサルトし決定する．術式の重要な点は感染部分の徹底的なデブリドマンと消化管機能の温存，補助循環の維持であるが，心臓外科的に補助循環の継続をどのように行うかが問題となる．

完全にポンプを外し，感染部位を異物フリーにすることが感染治癒のためには望ましいことは言うまでもないが，実際には困難なことも多い．このため様々な方法で循環維持と感染防止の両方を行うことが必要になる．

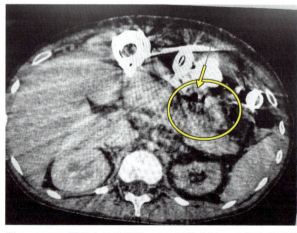 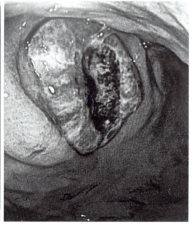

図1　LVAD 駆動中の胃穿孔，CT 所見（左），上部内視鏡検査所見（右）

具体的には一時的な ECMO や Impella などによる循環補助などを考慮しポンプの抜去を試みる必要があるが，感染症が活動的な状況では危険性の高い術式である．

このため当施設で経験した一例では，胃穿孔が全層に及んでおらず，他の合併症なども考慮し移植までの待機期間が比較的短期で感染症が全身性でなかったため，移植手術の際にポンプを除去後に胃の部分切除を施行した．患者は心臓移植手術後，元気に社会復帰することが可能であった．

落とし穴の回避法と対処法

小体格の患者の腹部に植込型補助人工心臓を植込む手術では腹部臓器合併症，特に消化管穿孔が発生することがあり十分な注意が必要である．

胃穿孔は比較的に無症状で発症することもあるため，内視鏡検査での診断が有用であった．

治療に際しては消化管への外科的手術が必要であるが，術式と循環補助の手段，手術介入の時期については消化外科医へのコンサルト，感染の制御など状況に応じた判断が必要である．

移植までの待機期間が長期に及ぶ現状では，LVAD 補助期間中に様々な合併症を併発し，再入院，長期入院が必要になる症例がある．また感染症，脳神経合併症後の後遺症，輸血などによる自己抗体陽性化，腎機能低下などは移植手術後の管理を複雑化させ困難なものとしている．ドナー不足問題の解決に向けた総合的なアプローチが必要であることは言うまでもない．

初めての LVAD 患者の外出

かつて LVAD といえば体外式拍動型補助装置であり，一度装着されると死亡するか心移植にたどり着くまで退院はかなわなかった（まれに離脱もあったが）．そんな中，2000年代後半にわが国でも小型の植込型 LVAD の治験が始まった．当院で経験したある患者は DCM で左室補助を要する状態であったが退院できない体外式拍動型補助装置装着には難色を示し，植込型 LVAD 治験の話が出た際に強く希望した．術後経過も順調で退院も視野に入り，退院に向けての外出訓練の段階に入った．九州の地で初めて植込型 LVADの患者が電車に乗ったり美術館を鑑賞したりするのに同行し，われわれとしても感無量であった．昼食で蕎麦を平らげたときの患者の笑顔は忘れることができない．いま現在，植込型 LVAD 術後の退院訓練で外出できた患者も同じ感動を味わっているのだと思う．そこに同行できるわれわれは医療従事者冥利に尽きるといっても過言ではない．

第Ⅳ章　人工心臓（LVAD）管理の落とし穴

3. コントローラ交換の落とし穴

落とし穴の紹介

■ 事例

　心臓移植待機時間が長期にわたり，LVAD患者はLVAD関連合併症を回避しながら，長期の在宅加療を行っている．このため，心臓移植待機期間中に良好に管理されていても，耐用年数という機械的な制限によりLVADの駆動装置（コントローラ）を交換する必要があることがある．各デバイスによって異なっているが2年前後での交換が推奨されていることが多い．

　コントローラ交換処置は，新しいコントローラを準備してケーブル部分の差し替えを行う処置であり，通常は1分程度のポンプ停止が必要であるが新しいコントローラが適切に作動すれば問題なく外来の処置室などで施行可能な手技である．しかしながら，まれに交換処置によって，ポンプ停止時間の延長や，新しいコントローラの作動不良による循環不全状態のため，緊急のポンプ交換手術が必要になることが報告されている．当施設でもそのような症例を経験した．

■ 事例の分析

　コントローラ交換の推奨時期が近づいてくると，移植待機の日数や今後の待機日数の予測などを考慮して，コントローラ交換が必要であるか考慮するが，一般的にはポンプ停止などの重篤な合併症を生じる確率はほとんどないと考えられていたため，外来処置室でモニタ監視下にコントローラ交換を施行し，ほとんど問題なく終了していた．このため多くの施設でコントローラ交換は安全な処置と考えられていたのが現状である．

　このような状況下で，コントローラ交換時のポンプ再起動不能例が海外から報告され，特定の製造番号のポンプにおいてポンプ交換時に再起動不能となる可能性が本邦でも存在したため，コントローラ交換時に注意が必要であるとの注意喚起が行われていた．

　本症例においては，事前にメーカーよりコントローラ交換の際にポンプ停止となる可能性が高いポンプとして指定されており，従来のポンプ交換と比較してより慎重にコントローラ交換を行う必要があったため，外来処置室ではなく手術室で意識覚醒下に通常どおりコントローラ交換を行った．可能性は考慮していたが，実際にコントローラ交換時に，新しいコントローラに交換した際にポンプが再起動せずに停止状態となった．従来のコントローラに接続し直すなどの考えられうる処置を施行するも，ポンプは再起動せずに，循環動態は破綻しショック状態となった．

　心臓マッサージを行いながら，V-A ECMOを確立し，緊急ポンプ交換手術を施行した．左側開胸で左室ベントを挿入，左室心尖部にアプローチしポンプ交換手術を施行した．ポンプ交換後，ポンプは正常に作動し，循環補助が可能となった．

　ショック状態から術後全身状態の回復に時間を要したが，現在は退院して心臓移植待機中である．

落とし穴の回避法と対処法

　コントローラ交換中のポンプ停止は通常あってはならない機器の不具合である．しかしながら，当症例はその可能性が事前に報告され一定の想定があり，ポンプ停止に対して緊急手術を施行し救命し

えた.

通常の外来処置室で施行された場合には救命は困難であったと考えられ，コントローラ交換術の危険性について再認識させられた.

この事例を経験したため，危険性のある製造番号が判明している当該症例においては，コントローラ交換は手術室で，ECMO スタンバイ下で行うこととした.

コントローラ交換のタイミングと適応については，安易にメーカー推奨期間に従うのではなく，移植待機期間と併せて熟慮し適応を決定する.

つまり，メーカー推奨の交換時期を厳密に遵守することだけではなく，一定の危険性を熟慮し，患者の利益を最優先して交換時期を決定することが必要である.

LVAD の音

かつて LVAD といえば体外式空気駆動式の拍動型補助装置であり，空気でポンプ内の横隔膜を押して血液を駆出するものであった．これは空気が膜を押すたびに「パッコンパッコン」と独特の音を奏でるものであった．その後，実用化された植込型拍動型補助装置であるが，植込型と言ってもかなり容量のある大がかりなポンプを体内に植込むものであり，これが拍動すると「カッキンカッキン」と金属性成分を含んだ音を出した．日本では当初より欧米とは比べ物にはならないほどの年単位の心移植待機期間となるため，患者は大きな LVAD 駆動音と長期間，昼夜問わず一緒に過ごさなくてはならなかった．「この音が鳴り続けてる間は機械が正常に動いてる印ですね」などと言っても何の慰めにもならなかった.

他の病院見学で初めて EVAHEART 装着患者の病室を訪れたときは衝撃的であった．それまで LVAD 装着患者の病室と言えば「パッコンパッコン」か「カッキンカッキン」の賑やかな音で満たされていたので，その静寂のため病室に入っても LVAD 患者はどこ？と探したくらいだった．音もしないしコンソールも小さいしで，目の前の患者がとても LVAD 患者とは思えないくらいであった．今後技術が益々進化し今の常識とはかけ離れた快適なデバイスが出てくるたびに，人々は筆者がかつて感じたような衝撃を受けることになるのであろう.

第Ⅳ章 人工心臓（LVAD）管理の落とし穴

4. Impella 駆動中の溶血

落とし穴の紹介

■ 事例

　劇症型心筋炎にて Impella をカテーテル室にて導入された患者．帰室前に留置位置が正確であることを透視にて確認し集中治療室へ帰室した．帰室後の採血にてカリウム値が 7.2 mmol/L と高値を示していた．赤色化尿も認められたため，高度溶血を疑い，遊離ヘモグロビン値の簡易測定を実施した．遊離ヘモグロビン値は 0.66 g/dL と非常に高値であったことから，Impella による高度溶血と判断した．その直後に心室細動となり，除細動を行い，心拍再開した．心室細動が起こる前後で Impella の「ポンプ位置心室内」アラートが発生したため（図1），胸部 X 線写真の撮影を行ったところ，Impella のポンプカテーテルが左室内に脱落していた（図2左）．速やかにポンプカテーテルの留置位置を修正したところ（図2右），カリウム値および遊離ヘモグロビン値は6時間程度で正常値に復帰した（図3）．

■ 事例の分析

　本事例は Impella が左室内に脱落したことにより高度溶血を呈し，心室細動まで至ったと想定される症例であった．「ポンプ位置心室内」アラートが発生するまでは，留置位置不良を示すアラートは発生しなかった．当院の経験上，ポンプカテーテルの留置位置に問題がなければ高度溶血は発生しない．しかしながら，留置位置不良を示すアラートが発生しなくとも，ポンプカテーテルが左室側に押し込まれた場合，高度溶血を呈することが多い．つまり，遊離ヘモグロビン値の上昇や溶血尿の発生は，ポンプカテーテルの留置位置不良を示唆していると考えている．よって，ポンプカテーテルの留置位置を適切な位置に調整することで，溶血を軽減することが可能である．

　補助循環中の合併症である溶血は急性腎障害などのさらなる合併症につながるため，早期に対応する必要がある．溶血により発生する遊離ヘモグロビンは 0.05 g/dL で原因の精査が必要とされ，溶血尿は遊離ヘモグロビン値が 0.10 g/dL を超過したあたりから発生することから，溶血尿が発生した場合はすでに高度溶血を呈している．溶血尿を確認してから対応することが一般的と推定するが，その

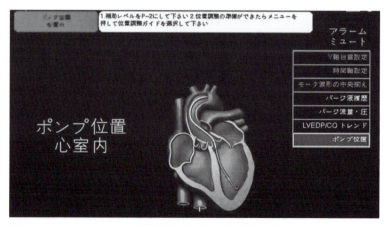

図1　Impella Connect で確認可能なポンプ位置心室内アラート画面

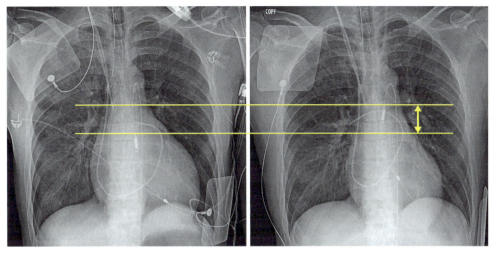

図2 Impella カテーテルの左室内脱落時胸部 X 線画像（左），Impella カテーテル留置位置修正後の胸部 X 線画像（右）

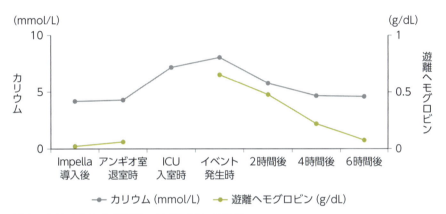

図3 カリウムおよび遊離ヘモグロビンの推移

対応では後れをとることが想定される．また，溶血が発生するとカリウム値や LDH などの上昇が認められるが，集中治療を要する患者はあらゆる要因でそれらの値が上昇するため，参考にしづらい部分がある．したがって，遊離ヘモグロビン値を測定し，その値の推移を注視しながら，上昇が認められた場合，留置位置を調整することで，高度溶血を避けることができる．

落とし穴の回避法と対処法

- Impella 施行中に高度溶血を呈した場合は，ポンプカテーテルの留置位置不良を疑う必要がある．
- Impella の留置位置不良は，アラートが発生しない場合でも高度溶血を引き起こす可能性が高いことから，留置位置が適正であることを日々の管理で確認する必要がある．
- 高度溶血は急性腎障害など，さらなる合併症につながるため，留置位置不良が原因と思われる場合は，速やかに留置位置の調整をすべきである．

第Ⅳ章　人工心臓（LVAD）管理の落とし穴

5. 電源トラブルに関する落とし穴
（HeartMateⅡ，HVAD）

落とし穴の紹介

■ 事例

HeartMateⅡ装着後，患者の血行動態も安定しICUから一般病棟へ転棟となった．患者は機器トレーニング前であり，電源管理をはじめとする機器点検は病棟看護師が行っていた．看護師の夜勤帯への勤務交代時に，2名で電源をバッテリー駆動からパワーモジュール（以下，PM）駆動へ切り替えた．それぞれが電源切り替えのため，コントローラ左右から伸びる2本の電源ケーブルからバッテリーを外し電源消失となり，駆動停止に陥った（図1）．

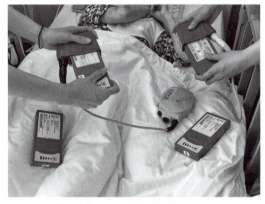

図1　両電源消失：2名での電源操作

■ 事例の分析

本事例は，本来であれば電源切り替えは1名で施行すべきところを2名で施行していることが電源消失となった要因として挙げられる．

当患者は日中がバッテリー駆動，夜間はPM駆動管理であった．看護師は申し送り時に機器点検を行い，ダブルチェックを行う体制となっており，またLVAD患者の受け持ちを十分経験しているベテラン看護師2名であった．本来であれば1名で電源切り替えを完遂することは理解している．しかし「慣れ」から両者が手伝い，いち早く電源を切り換えることでスムーズに業務を引き継げると考え，本件に至った．また，HeartMateⅡは内部バッテリーを持たないため電源消失とともに駆動を停止することとなった．本件では患者に多少の残存心機能があったこと，また起きた事象を理解し電源を可及的に復帰させたことで大事には至らなかったが，対処を間違えると致命的な事故につながる．

落とし穴の回避法と対処法

- ✓ 電源切り替えは必ず1名で施行する．
- ✓ LVADの中でも，特にHeartMateⅡ，HVADに関しては内部バッテリーを装備しておらず，電源消失時は直ちに駆動を停止することを十分理解して行う（表1）．
- ✓ ヒューマンエラーは常に存在する．誤って両電源を消失したケースを想定し，直ちに電源を再接続することで，駆動再開されることも理解しておく．また再開時は元の設定にて駆動するが，パラメータおよび患者バイタルの確認を十分行うこと．

表1　植込型人工心臓の内部バッテリー

	HeartMateⅡ	HeartMate 3	HVAD
内部バッテリーの有無	×	○	×
内部バッテリー駆動可能時間	—	最低15分	—

第Ⅳ章　人工心臓（LVAD）管理の落とし穴

6. ドライブラインの予期せぬ落とし穴

落とし穴の紹介

■ 事例

　HeartMateⅡ装着後4年，社会復帰し安定していた患者であった．月1回の人工心臓外来にてアラーム履歴を確認すると，夜間に一過性の回転数の低下とともに「Low Speed Operation」が発生していた．血液ポンプへの血栓や異物通過などによって一時的に負荷となり，低回転が発生したと推察した．LDHの上昇やパラメータの変化，本人の自覚症状などに問題なく，様子観察とした．次月の外来までの間，夜間にのみ同様のアラームが発生したが自覚症状に変化はなかった．数週間後，アラームの頻度が上がり「PUMP OFF」のアラームも観察された．解析の結果，ドライブライン（DL）の損傷が判明し，ポンプ交換となった．

■ 事例の分析

　解析によると，繰り返しの屈曲によるDLの損傷であり，ポンプ交換を余儀なくされる状態であった．DLが要因でのポンプ交換は国内において103/654例（15.7%）と報告されている（2023年12月1日時点）．DLの劣化度合いを事前に知ることは難しく，「Low Speed Operation」や「PUMP OFF」の履歴（図1）や，ともに発報される断続音や連続音が本人から報告され発見されることが多い．

　DLの構造は図2のようにモーターへ合計6本の被覆されたケーブルがつながっており，その周りを金属シールドが覆っている．本事例はその被覆が摩耗などで剥がれ，内部の導線がシールドに接触したことで短絡を起こしている．シールドはアースに接続されているため，この短絡は就寝時などのパワーモジュール（PM）との接続時に駆動に必要な電力を不足させ，回転数の低下や停止を起こす．損傷が重度であるとバッテリーであっても駆動を停止する重篤な合併症を引き起こすこととなる（Short To Shield：図3）．

　今回のアラームは取扱説明書には具体的対応方法の記載がなく，判断は難しかったと考えられる．しかしながら事例としてDL損傷の機序を理解しておき，発生した場合は速やかに対応できるよう体制を整えておくべきである．

　現在のLVAD新規植込みは主にHeartMate 3である．そのDLは耐久性が改良されており，経年劣化による断線は報告されていない．しかし国内において99名のHeartMateⅡ装着患者が依然継続療養しているため，今後も注意深く外来観察を行う必要がある（2023年9月末時点）．

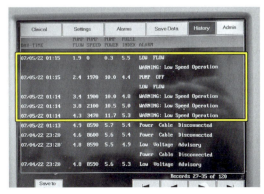

図1　「Low Speed Operation」，「PUMP OFF」

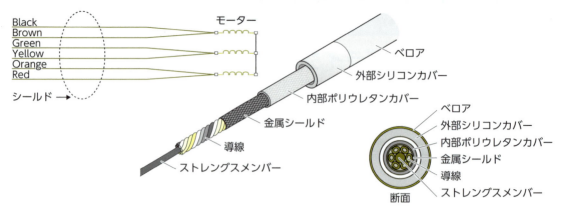

図2 HeartMateIIのドライブラインの構造

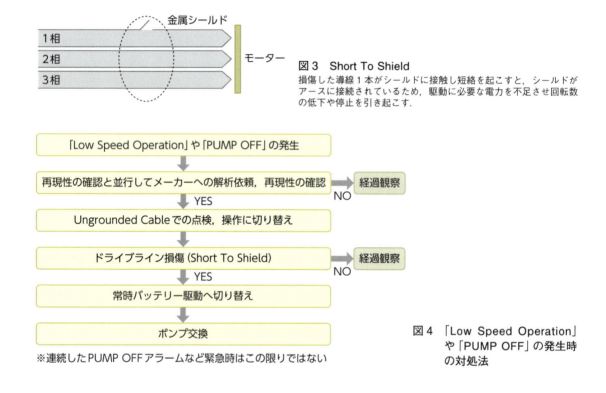

図3 Short To Shield
損傷した導線1本がシールドに接触し短絡を起こすと，シールドがアースに接続されているため，駆動に必要な電力を不足させ回転数の低下や停止を引き起こす．

図4 「Low Speed Operation」や「PUMP OFF」の発生時の対処法

落とし穴の回避法と対処法　（図4）

- ✓ DL損傷は経年劣化によるものも多く回避は難しいが，愛護的に取り扱うよう指導する．
- ✓ 初回発生時に断線と判断することは難しく，再現性の確認と並行して，メーカーへのデータ解析を依頼する．
- ✓ 対処法として，HeartMateIIでは2023年11月より国内において「Ungrounded Cable」が導入された．PMケーブル内の金属シールドがアースに接続されていない仕様となっているケーブルである．PM接続時の短絡による回転数の低下や停止を防ぐことができ，回転数の調整や点検を行うことができる．ただし断線時はポンプ交換が推奨され，それまでの一時的な使用を目的とする．

第Ⅳ章　人工心臓（LVAD）管理の落とし穴

7. 症状に関する落とし穴

落とし穴の紹介

■ 事例

植込型補助人工心臓装着患者の月1回の人工心臓外来点検において，臨床工学技士からの問診時に患者より軽度の胸部不快感の訴えがあった．不快感は朝より続いているが，倦怠感などはなく外来も独歩にて問題なく来院していた．

機器点検時，消費電力や補助流量に大きな変動はなかった．前回外来時などと比較しても軽度低下がみられる点もあるが日内変動レベルのものであり，経過観察とした．以上を医師へ申し送り，機器点検を終了した．

医師，看護師による診察中，12誘導心電図にて不整脈（心房細動）が認められた．

■ 事例の分析

結果的に判断がつかない点を踏まえ医師に申し送り，また診察にて発見されたため患者に不利益はないが，臨床工学技士の機器点検の時点で推察・発見できたのかという観点から分析する．

患者から軽度不快感の訴えを確認していたが，人工心臓のパラメータのみで問題がないと判断した点に不整脈の見落としの要因があると思われる．パラメータは人工心臓の状況，血行動態を知りうる非常に有効な項目であるが，数ある中の一項目でしかない．理論的には心房細動により右心から左心への拍出量が減り，LVADの補助流量が減ることが推測されるが，そのときの患者の体調，水分摂取量や日内変動による変化でマスキングされるケースが多いため，注意が必要である．事実，臨床においてパラメータのみで不整脈と気づくことは難しく，患者の訴えからパラメータを注意深く観察し，不整脈を疑うことのほうが多い．そのため患者からの訴えが得られた際は，傾聴し，パラメータの十分な観察に加え，様々な方法でその原因を推察する．

落とし穴の回避法と対処法

✔LVADのパラメータは様々な要因で変化するため，鵜呑みにせず，患者の訴えを傾聴し，総合的に判断する．

✔HeartMateⅡ，3に関してはパラメータに加え，アラーム履歴から推察できる可能性がある．それまで適正回転数だったLVADが，心房細動により右心の拍出量が低下すると左室容量が低下する．これによりサッキングを起こしやすくなり，PIイベント（HeartMateのサッキング防止機構）が増加する．胸部不快感の前後でPIイベントの発生数の変化を確認することで不整脈に気付ける場合がある．

✔HVADの場合は，点検時に接続するモニタでトレンド波形を確認することができ，一定期間内の変化をたどることができる（図1）．これにより期間内の平均補助流量や消費電力，脈圧の変化をその場で確認することが可能で，不整脈やその発症のタイミングを視覚的に捉えることができる．また同様にモニタ接続時にはリアルタイムで各パラメータから作成された波形を観察することができ，不整脈をいち早く確認することができる（図2）．

135

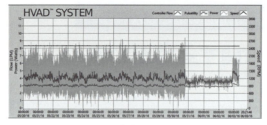

図1 トレンド波形の変化

[提供：日本メドトロニック]

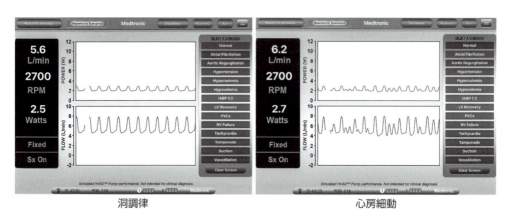

洞調律　　　　　　　　　　　心房細動

※シミュレータによる波形

図2 リアルタイムモニタリング

[提供元：日本メドトロニック]

✓ いずれの場合においても，外来における患者観察を継続的に行うことでその変化に気づけるものであるため，常々の患者データや特性は担当者間で共有できるような体制を構築する必要がある．

第Ⅳ章　人工心臓（LVAD）管理の落とし穴

8. ドライブライン感染に関する落とし穴

落とし穴の紹介

■ 事例

　特発性拡張型心筋症による慢性心不全に対して心臓移植登録後に植込型LVAD（HeartMate 3）の植込みを行った（20歳代，男性）．ドライブラインの皮下トンネルはtriple tunnel法にて作成し，左側腹部，臍上部の皮膚切開を介して腹直筋鞘内を通して右側腹部から体外に導出した．術後，早期からリハビリテーションを進めることができ，早期に自宅退院して社会復帰することができた．術後，初年度は比較的活動的に仕事を行うこともできており，安定した外来加療であった．特にドライブライン皮膚貫通部の状態は良好で，肉芽形成なく経過していた．

　術後1年目に誘因なく臍上部の創に発赤，腫脹および圧痛が出現（図1）．ドライブラインに沿う炎症所見の波及はなく経過観察していたところ，間もなく自壊して内部に貯留していた凝血塊が排出された．細菌培養検査結果では黄色ブドウ球菌が検出されたため，経口抗生剤を投与した．創内ではドライブラインを触れることができ，洗浄や局所のデブリドマンでは制御することが困難であった．表層には肉芽を形成していたが，外瘻化しているために感染の拡大傾向なく，外来で自己消毒を行いながら管理できた（図2）．この間，発熱や血液検査での炎症反応の増悪なく，疼痛もほとんどないため，仕事をしながら移植待機を継続することができた．

　その後，臍上部に限局していた感染創は徐々に中枢および末梢側に進展．約2年間の外来加療中は強い痛みを訴えることなく，発熱などの全身性感染兆候も認めずに経過した（図3）．しかし，感染範囲が左季肋部に近づいてきたため，これ以上の中枢側への感染によって血液ポンプ感染や縦隔炎に進展してしまうリスクを考慮して，ドライブラインのtranslocation手術を行った（図4）．幸い，感染兆候は消退して現在も外来にて心臓移植待機中である．

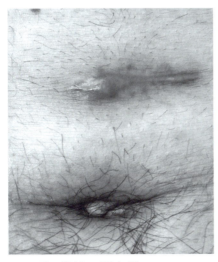
図1　臍上部創の感染初期

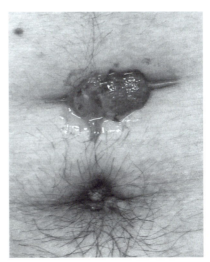
図2　臍上部創の肉芽形成

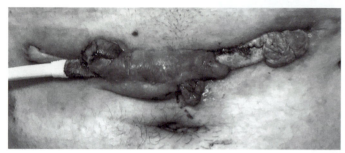

図3　ドライブラインに沿った感染の進展

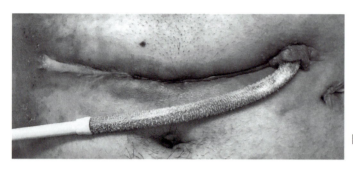

図4　ドライブライン皮膚貫通部のTranslocation後

■ 事例の分析

　本症例は，術後慢性期におけるドライブライン感染の保存的管理例である．術後慢性期のドライブライン感染の多くは，皮膚貫通部の肉芽形成に端を発し，そこから徐々に中枢側に進展していく．ドライブライン周囲に膿瘍を形成して，そこから敗血症に至る症例やドライブラインに沿って感染が進展して血液ポンプ感染となる症例もあり，慎重に治療をする必要がある．膿汁がドレナージされており，ポケットを形成していない症例では，局所の洗浄と消毒のみで安定して経過をみることもできる．この場合には外瘻化が維持できていることが必要条件であり，肉芽をつくって膿汁の流出を妨げてしまうことがないように注意が必要である．

　本症例の問題点は，ドライブラインの皮膚貫通部に感染兆候がないまま，皮下トンネルの作成時につくった臍上部の創が初発であったことである．臍上部の創を含めてドライブライン皮膚貫通部までほぼ治癒している状態であり，中継点の臍上部の創から感染をきたすとは予期していなかった．おそらく，抗凝固療法下に同部位に皮下出血をきたし，その血腫に感染してドライブラインまで至って膿瘍化した可能性があると考えている．同部位を切開排膿して洗浄ドレナージを行ったが，創内に人工物があり感染巣となるため治癒閉創は望めず，外瘻化することとなった．

　ドライブライン感染を防ぐためには，皮膚貫通部の状態を早期に安定させ，そこに感染させないことが最も重要ではあるが，本症例のように多様な症状を呈することがあることを念頭に置いて管理する必要がある．

▶ 落とし穴の回避法と対処法

- ✔ ドライブライン感染は皮膚貫通部から進展する症例がほとんどではあるが，様々な進展様式があることを念頭に置いて管理する必要がある．
- ✔ 膿瘍を外瘻化することで，一時的に安定した状態をつくることができることが多いが，感染の進展や敗血症の発生などに注意をして管理する必要がある．
- ✔ 最終的に長期に安定した状態をつくるには，徹底したデブリドマンを伴う感染創の除去が必要となり，症例の状態をみながら手術時期を検討することとなる．

第Ⅳ章　人工心臓（LVAD）管理の落とし穴

9. 頭蓋内出血に関する落とし穴

落とし穴の紹介

■ 事例

　劇症型心筋炎後の慢性両心不全に対して，体外設置型 VAD による両心補助を 6 ヵ月行い，右心機能の回復に伴い RVAD から離脱できた症例（20 歳代，男性）．この間に数度の敗血症を経験したが，抗生剤投与にて軽快した．全身状態が安定した時点で心臓移植登録を行い，BTT として体外設置型 LVAD から植込型 LVAD に移行した．術後の回復はおおむね良好で，退院に向けてリハビリを行っていた．

　術後 2 ヵ月目，突然の意識レベルの低下を認め，緊急頭部 CT にて頭蓋内出血を認めた（図 1）．緊急にてケイセントラを投与して，ワーファリンをリバースした．その後，徐々に意識レベルは回復し，フォローアップの CT でも血腫の増大を認めなかったため，保存的に経過観察する方針とした．発作後 2 週間の後に，再出血に注意しながら徐々に抗凝固療法を再開．発作後 4 週間目でやっと PT-INR 値を 2.5 程度にコントロールして安定した．この間にリハビリテーションも進み，一般病棟で退院に向けて準備を進めていた．

　発作後 2 ヵ月目に再度意識レベルの低下が出現．緊急頭部 CT を行ったところ，前回とは対側の右大脳半球に巨大な血腫が出現していた（図 2）．サイズおよび出血部位から，保存的な救命は困難と判断し，緊急開頭血腫除去術を行った（図 3）．幸い救命はしえたが，併発した水頭症と大脳皮質の菲薄化に伴って高次脳機能障害が遷延し，心臓移植の適応はないと判断した（図 4）．心臓移植待機ステータスを 3 に変更して一般病棟で介護を行うこととなった．

■ 事例の分析

　LVAD 植込み術後合併症の 1 つに脳卒中があり，J-MACS の報告によるとその発症率は術後 2 年で 25% といわれている．その中でも脳出血の予後は不良で，そのサイズと部位によっては救命できないことも多い．本症例のように血液培養陽性所見を繰り返した症例では，脳動脈に感染性動脈瘤を生じ，その破裂によって脳出血を発症することがある．感染性脳動脈瘤破裂は急激な頭蓋内血腫の増大によって，脳ヘルニアを引き起こしやすく救命が困難である．緊急での抗凝固療法のリバースは必須であり，緊急開頭血腫除去術が必要な場合もある．また，頭蓋骨の除去を行う外減圧や脳回の切除を行う内減圧を併施しなければならない場合も多い．

　本症例の 1 回目の脳出血発作時は抗凝固療法の緊急リバースによって保存的に管理できた．これは出血部位が比較的に末梢であったこと，早期に止血が得られたことなどによって脳ヘルニアを起こすリスクが高くなかったためである．これに比較して，2 回目の脳出血発作は，緊急の開頭血腫除去術が必要であった．出血部位が比較的中枢よりであったこと，すでに巨大血腫によって midline shift が起こっており，すぐに脳ヘルニアに至る可能性が高かったことなどがその理由である．このように，脳出血でも様々な対処が求められる場合があるため，日頃より脳外科チームと連携を保って管理していくことが肝要である．

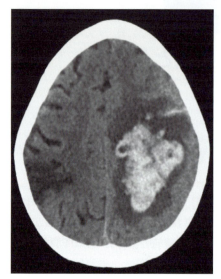
図1　1回目の脳出血

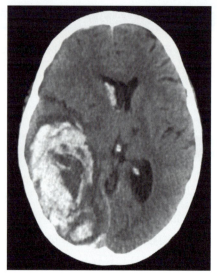
図2　2回目の脳出血

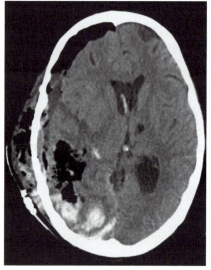
図3　開頭血腫除去術後

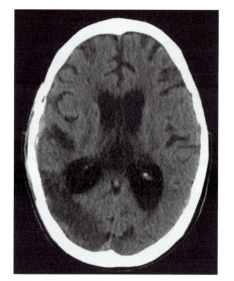
図4　術後慢性期

落とし穴の回避法と対処法

- 敗血症を経験したLVAD症例では，感染性脳動脈瘤破裂による脳出血をきたすことがある．事前に脳CT血管造影によって動脈瘤を確認できた場合，コイリングなどによって破裂を未然に防ぐことが可能な場合もある．
- 脳出血の場合，発症から止血が得られるまでの時間が極めて重要である．神経症状の早期の発見と脳卒中を疑った場合の緊急頭部CT撮影が必須である．ワーファリンによる抗凝固を行っていることがほとんどであるが，その場合はケイセントラによる緊急リバースが有効なことが多い．
- 脳出血のサイズが大きい場合や脳幹に近い場合などは急激に脳ヘルニアに至る可能性があり，緊急での開頭術が必要となる場合もある．日頃からの脳外科チームとの連携が適切な判断には重要である．

第Ⅳ章　人工心臓（LVAD）管理の落とし穴

10. 抗凝固療法に関する落とし穴

落とし穴の紹介

■ 事例

　LVAD（HVAD）装着して心臓移植待機中の症例（50歳代，女性）である．術後はおおむね良好に経過しており，外来にて社会復帰して加療されていた．

　ワーファリンコントロールも安定しており，月1回の外来受診時定期採血および週1回の自宅でのコアグチェックによるPT-INRのチェックが行われていた．ワーファリン1.5 mg/日の服用で，PT-INRは2.0～3.0の範囲内で推移していた．問題点としては，待機期間が長くなり心臓移植手術に到達できる可能性が高くなってきたが，体重がVAD植込み手術時と比較して10 kg以上増加しており，一般的な心移植ドナーとのミスマッチが懸念されており体重減少を目指して運動療法と食事療法の強化を頻回に指導していた．

　ドライブライン皮膚貫通部感染が増悪し，抗生剤投与を開始したが，これを契機にワーファリンコントロールが不良となった．PT-INRは0.8～6.5までの変動を繰り返すようになり，ヘパリン持続静注投与目的の緊急入院やケイツーによるリバースを要することが頻発した．入院後にはすぐに安定するが，退院後，2～3週間するとPT-INR値が大きく変動するようになり，ワーファリン投与量も1.5～7.0 mg/日と大きく変動しながら安定しない期間が続いた．

　服薬状態や食事内容について何度も聴取するも，問題となる点は見つけられなかった．並行して行っていた減量に向けた食事指導の中で，「炭水化物の摂取をできるだけ減らして，主食を野菜に変えて頑張っている！」との発言があり，詳細調査のうえ，再度の食事指導を行った．緑黄色野菜の適切な摂取を徹底したのち，ワーファリンコントロールは良好となり，無事に心臓移植に到達できた．

■ 事例の分析

　近年ではLVADの抗血栓性の向上に伴って，血栓塞栓症や血液ポンプ血栓の頻度は低下している．しかし，依然として一定の抗凝固療法は求められており，そのコントロールは予後に影響すると考えられている．本邦では，ワーファリンコントロールの精度を高めることを目指して，コアグチェックを用いて在宅にてPT-INRを測定しワーファリンの服用量の調節が行われている．ワーファリンの服用はLVAD治療以外でも心房細動や機械弁による人工弁置換術後，深部静脈血栓症などで多用されており，そのコントロール法も十分に確立している．しかし，その中でもLVAD治療は，PT-INR値が低値になった場合には治療域に達するまでヘパリン持続静注が行われるなど，注意深い管理が必要な状態であろう．

　元来，心臓移植へのブリッジ使用が中心であったLVAD治療患者は服用薬剤に関する知識を十分に得ており，コンプライアンスも良好な症例がほとんどである．服薬忘れなどはほとんど起こらず，ワーファリン服薬における注意点である食事内容や納豆の摂取禁止などについてはあまり問題になることを経験することは少ない．

　しかし，まれに本症例のようにワーファリンコントロールに苦労することもある．本症例ではワーファリンコントロールに食事が大きく影響することは熟知していても，移植待機期間が長くなってくるにしたがって焦りが生じ，何とか体重を減らすために無理な食事制限を行ってしまった．過度な炭

水化物制限に加えて，いわゆる「キャベツダイエット」として緑黄色野菜の大量摂取を行ったようである．このような事象は，決して LVAD 治療患者，心臓移植待機患者に特有のものではないが，ワーファリンコントロール不良な状態が長期になれば致死的な合併症を引き起こす可能性があるため，より一層に注意が必要である．

落とし穴の回避法と対処法

☑ ワーファリンに限らず，服薬内容とその必要性の丁寧な説明を行い，十分に理解・納得してもらう．また，長期にわたる管理が必要な LVAD 治療では，定期的にこれらの反復を行い，継続した理解を維持する必要がある．

☑ コアグチェックを用いた頻回の PT-INR チェックによって，治療域を外れる時間をできるだけ減らして，血栓性・出血性合併症の発生を予防する．

☑ 長期在宅 VAD 治療中には様々な精神的負荷がかかり，普段なら考えにくい行動に出る患者もいる．定期的な精神状態のチェックと適切なカウンセリングの機会を用意しておく．

第IV章 人工心臓（LVAD）管理の落とし穴

11. 血液ポンプ停止の落とし穴
（人工心臓の非標準化）

落とし穴の紹介

■ 事例

■ 事例1

　HVADのコントローラにある電源接続ポートの片側にACアダプタを接続した後で，もう片側の電源接続ポートからバッテリーを取り外したところ，血液ポンプ停止アラームが発報し，患者は意識を失った．アラーム音に気がついたケアギバーがバッテリーを接続し直したところ，血液ポンプの駆動は再開し，患者の意識はすぐに回復した．ACアダプタの電源コードはコンセントには接続されていたが，ACアダプタの接続部分にゆるみがあり，ACアダプタからは電力が供給されていない状況であった（図1）．

■ 事例2

　HVADのコントローラの定期交換を行うときに，血液ポンプが問題なく駆動したか波形を見て確認したいと思い，新しく準備したコントローラにモニタを接続してドライブラインの付け替えを行った．ドライブラインを新しいコントローラに接続したにもかかわらず血液ポンプは駆動せず，患者は意識を失った．今まで使用していたコントローラにドライブラインを再接続したところ，血液ポンプは直ちに駆動し始め，患者の意識はすぐに回復した．

■ 事例の分析

■ 事例1

　血液ポンプはポンプ内血栓，ドライブラインの損傷，ドライブラインの接続外れや接触不良，コントローラの故障，電源喪失など様々な原因で停止する．自験例ではDuraHeart，HeartMate II，Jarvik2000，HVADでポンプ停止を経験しており，その多くは電源喪失が原因であった．一方，EVAHEARTとHeartMate 3ではポンプ停止が発生しておらず，ポンプ停止が発生しやすいデバイスと発生しにくいデバイスとに分けられることが明らかになった．ポンプ停止事例を検証していく中でポンプ停止が発生していないデバイスには，バックアップバッテリーが搭載されていることがわかった．また，コントローラの外観が似ているDuraHeartとHVADであっても電源喪失によるポンプ停止の発生頻度が異なることも明らかになった．電源喪失の発生頻度が高かったHVADでは，商用電源から電力を供給するためにACアダプタが用いられている．ACアダプタの電源コードが電源コンセントに接続されていなかったり，電源コードの接続部分にゆるみがあったりしたとしてもACアダプタ自体からはアラームが鳴らないため，その状況に気がつきにくい．また，電源接続ポートの片側に電源が接続されていなくてもコントローラからすぐにアラームが鳴らないことも，電源喪失の頻度を高くしている要因の1つであると考えられた．一方でDuraHeartは，商用電源から電力を供給するために使用されていたチャージャに電力が供給されていなければアラームが鳴り，コントローラの電源接続ポートの片側に電源が接続されていない場合も直ちにアラームが鳴るようになっていたため，電源喪失の発生頻度が低く抑えられていたと考えられた（図2）．

■ 事例2

　HVADは，コントローラにモニタを接続しVAD stopアラームを無効にした状態でコントローラの交換作業を行うと，モニタ側の操作が優先されるため，モニタの画面上で血液ポンプの駆動を開始しなければならない．複数のデバイスを管理している施設では，操作する人の思い込みや勘違い，標準的な作業手順からの逸脱などによってエラーが誘発されやすいので注意が必要である．

143

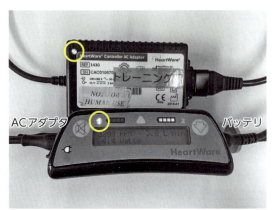
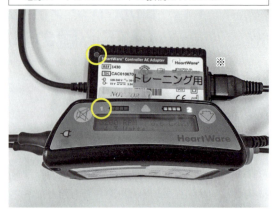

ACアダプタに電力が供給されていないときの主な原因
・電源コードの接続にゆるみがある（※部分）
・電源コードがコンセントに接続されていない

ACアダプタに電力が供給されていて、コントローラもACアダプタの接続を認識している状態

ACアダプタに電力が供給されておらず、コントローラがACアダプタの接続を認識できていない状態

図1　ACアダプタを接続したときのHVADのコントローラの表示

a　DuraHeart

b　HVAD

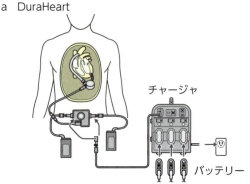
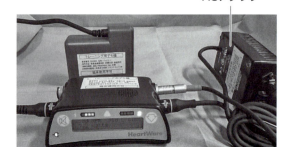

チャージャにバッテリーが接続されているときはチャージャの電源コードがコンセントから外れると、チャージャからアラームが発報する．
また、コントローラの片側の電源接続ポートから電源が外れた場合は、直ちにコントローラからアラームが鳴る．

右側に接続されているACアダプタに電力が供給されていない場合でも、ACアダプタからはアラームは鳴らない．
コントローラの片側の電源接続ポートに電源が接続されていなくても、しばらく時間が経過しないとアラームは鳴らない．

図2　DuraHeartとHVADの違い

落とし穴の回避法と対処法

✓ これから使用する電源が使える状態にあるのか（完全に充電されているバッテリーなのか、ACアダプタやモバイル電源ユニットには電力が供給されているのか）、きちんと確認するように指導する．

✓ 電源を交換したときはその電源をコントローラが認識しているかチェックした後で、もう一方の電源を交換するように指導する．

✓ 特にバックアップバッテリーを搭載していないデバイスを使用している患者に対しては、必ずケアギバーと一緒に電源を交換するように指導する．電源喪失が発生した場合でも、その状況を回復させることのできる人が近くにいることの重要性について理解してもらう．

✓ 電源交換の手順は、電源喪失が発生しにくいような順序で行うように標準化する（バッテリーの交換をしてからACアダプタを接続するなど）．

✓ 現在使用されているデバイスは、標準化された原則の下で設計されたものではないということを理解し、デバイスごとに指導の仕方を検討する．

✓ コントローラ交換の手順を標準化し、標準的な作業手順から逸脱しないように教育する．

✓ 今後のデバイス開発は、ヒューマンエラーが発生しにくいように人間中心設計のプロセスを踏んで行う．

第Ⅳ章　人工心臓（LVAD）管理の落とし穴

12. 製造販売業者からの案内の落とし穴 （患者本位でない）

落とし穴の紹介

■ 事例

■ 事例1

　あるデバイスでコントローラの自主改修が行われることになった．お客様各位と書かれた案内を患者に提示したところ，「この文章に書かれているお客様とは医療スタッフを指しており，実際にコントローラ交換によってポンプ停止を経験する患者宛てに書かれたものではない，実際に苦痛な思いをしなければならないのは患者であるにもかかわらず，その患者に対して謝辞がないこと自体おかしい」という指摘を受けた．

■ 事例2

　従来，Jarvik2000はコントローラにバッテリーを1個だけ接続していたが，安全上の理由で，常時，携帯型電池を2個接続するというスタイルに変更された（図1）．患者とケアギバーに電源管理の方法が変更されたことについて説明し，新たに販売業者から供給された追加の携帯型電池とキャリングバッグを渡したところ，ケアギバーから「デバイスの重量が重くなり，バッグが大きくなる（図2）ことで日常生活に支障が出る，この変更は患者本位ではない」という指摘を受けた．

■ 事例の分析

　前述した2つの事例とも安全管理上，やむをえない処置であったが，患者の立場に立って考えると受け入れがたいところもあったのではないかと思われる．デバイスの構成品が自主改修の対象となったり管理方法に変更が加えられたりした場合は，患者やケアギバーに納得してもらえるような説明を心がけないと信頼を失うおそれがあるため，注意が必要である．事例1については患者宛ての説明文書を用意してもらい，謝辞を伝えるべきであった．また，事例2については管理方法を変える必要性がわかる文書を準備した後で丁寧に説明をすべきであった．

落とし穴の回避法と対処法

✔ デバイスの構成品が自主改修の対象となったり運用方法に変更が加えられたりした場合は，医療スタッフ向けの文書で説明するのではなく，患者およびケアギバー宛ての文書を準備し，きちんと謝辞を伝えるようにする．

✔ 安全上，致し方のない対処であることを理解してもらえるまで丁寧に説明を行う．

✔ 患者やケアギバーが感情的になった場合は，いったん退却し，時間を空けた後で，理解してもらえるように再度，説明を行う．

✔ 最大限，患者やケアギバーに不利益が生じにくいような対処の仕方を考える．

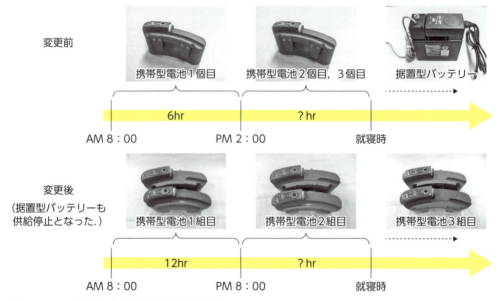

図1 Jarvik2000における電源管理の変遷

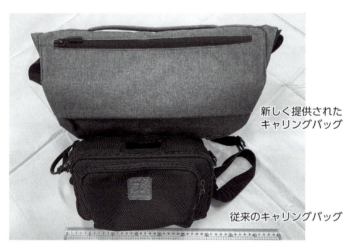

図2 電源管理の変更前後におけるキャリングバッグの大きさの違い

第Ⅳ章　人工心臓（LVAD）管理の落とし穴

13. 退院プログラム施行中の落とし穴

落とし穴の紹介

■ 事例

　植込型補助人工心臓を装着したAさんは，術後5日目にICUから一般病棟へ移動した．その後の経過も順調で，在宅療養に向けて順次，各種トレーニングが開始されていった（図1）．機器取り扱いのトレーニングは術後2週目後半より始まった．この病院における機器取り扱いのトレーニングプログラムは計3回で終了する構成となっており，1回目は機器の概要などの説明を受け，2回目で電源管理の方法とトラブルシューティングなどについて説明してもらい，3回目のときに確認テストを受けるという流れで進むようになっていた．バッテリー交換や就寝前の電源交換は，2回目の電源管理についての説明が終わるまでは看護師が行っていたが，2回目のトレーニングが終了した時点からは看護師の見守り下でAさん自身が行うようになっていった．自分自身で電源の交換をするようになってから何日かした後で，Aさんはトレーニングのときに説明された手順にはなかった項目を確認するように要求してくる看護師Cがいることに気がついた．看護師Cの言うことはあまり重要ではないように思えたので，Aさんは看護師Cの言うことを気にしないようにしていたが，別のスタッフが指摘しないことを看護師Cだけが毎回のように指摘してくるため，この看護師に見守られることが嫌になり，スタッフ間で指導の仕方を統一するように求めてきた．

■ 事例の分析

　機器取り扱いのトレーニングが進んでいくと，初めのうちは医療スタッフの見守り下で電源の交換を行っていくようになる．このときに正しい手順で行われているか，間違った理解をしていないかを患者のそばで確認するのはトレーニングを行った臨床工学技士ではなく，病棟の看護師であることが多い．このように機器取り扱いのトレーニングは臨床工学技士だけで行われるものではなく，病棟の看護師と共同して進めていくトレーニングプログラムであるということを理解しておく必要がある（図2）．バッテリー交換や就寝前の電源交換の手順に関する指導の仕方がスタッフ間で少しでもずれていると，患者としては誰の言っていることに従ったらよいのかわからなくなり，不満をためこんでいくことになる．このようなことが繰り返されると患者との信頼関係が崩れることにもつながるおそれがあるため，十分に注意する必要がある．

落とし穴の回避法と対処法

✔電源交換の手順書を作成し，機器取り扱いのトレーニングに携わるスタッフ全員で共有し，指導の標準化を図る．

✔手順書に問題がないか，定期的に関係する職種のコアメンバーでミーティングを開催して，確認を行う．

✔スタッフの間で指導の仕方が異なると患者から指摘されたときは，直ちに関係する職種のコアメンバーで集まり，どの部分が手順書から逸脱したのかを確認し，指導に当たるスタッフに手順書から逸脱した指導をしないように注意を促す．

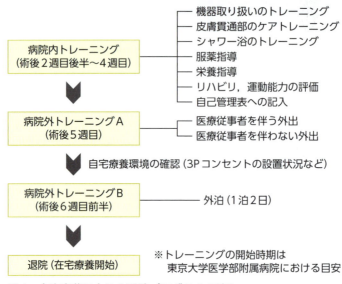

図1 在宅療養に向けた退院プログラムの流れ

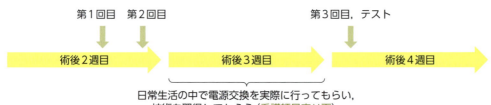

図2 機器扱いトレーニングの流れ

第Ⅳ章　人工心臓（LAVD）管理の落とし穴

14. ECPELLA 中の胸部下行大動脈における血栓形成

落とし穴の紹介

■ 事例

　急性心筋梗塞による心肺停止に対し Impella CP および ECMO による ECPELLA 管理が行われていた．抗凝固療法は，通常のパージ液に加え，ヘパリンの持続静注によって ACT を 160～180 秒前後に維持されていた．ECPELLA 留置後 4 日目より D ダイマー 39.5 μg/mL，FDP 99.3 μg/mL と線溶系マーカーの上昇を認めたが，エコー検査では血栓などは指摘されなかった．ECPELLA 留置後 10 日目に Impella 5.5 へエスカレーションを行った．Impella CP を大腿動脈から抜去したところ，長さ 25 cm の血栓が Impella CP のシャフトに付着していた（図 1）．血栓は丁寧に一塊として摘除し，下肢血流に異常のないことを確認した．エスカレーション後の胸腹部造影 CT で，胸部下行大動脈壁に遺残する血栓を認めた（図 2）．Impella CP 抜去翌日には D ダイマー 9.8 μg/mL，FDP 19.8 μg/mL と線溶系マーカーは改善した．

■ 事例の分析

　ECPALLA 施行中は胸部下行大動脈で Impella と ECMO のフローが競合し血栓形成が促進される可能性がある．この事例では十分な抗凝固療法にもかかわらず Impella CP に付着する大きな血栓が存在し，遺残血栓を胸部下行大動脈内に認めた．線溶系マーカーは血栓除去とともに改善しており，胸部下行大動脈内の血栓が線溶系マーカー上昇の一因となっていた可能性が示唆される．

　胸部下行大動脈内で Impella に付着した血栓は，腹腔内や骨盤内臓器，下肢に血栓塞栓症を生じ，虚血による重篤な転帰をきたす可能性がある．常にその危険性を念頭に置く必要がある．

落とし穴の回避法と対処法

✔ ECPELLA 管理中は抗凝固療法実施にかかわらず血栓が形成される可能性を常に念頭に置いておき，定期的に線溶系マーカーを確認しておく．

✔ 線溶系マーカー上昇時には，CT などによる血栓の確認，抗凝固療法の強化を検討する．

✔ ECPALLA 中に胸部下行大動脈内に大きな血栓形成を認めた場合には体外式 VAD などの異なる機械的補助循環の導入を検討する．

✔ Impella 抜去時には常に血栓塞栓の可能性を考慮した手技を行う．

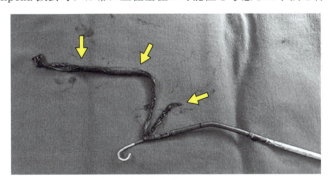

図 1　Impella CP 抜去時の術中写真

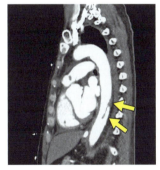

図 2　Impella CP 抜去後の胸腹部造影 CT

文献
1) Yamana F, et al：Aortic thrombosis with visceral malperfusion during circulatory support with a combination of Impella and extracorporeal membrane oxygenation for postcardiotomy cardiogenic shock, J Artif Organs 26：330-334, 2023

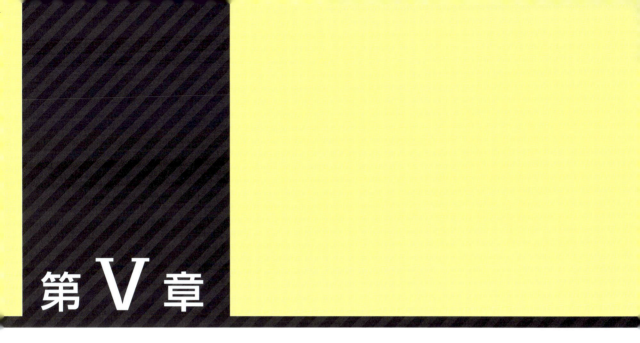

第V章

人工呼吸器の落とし穴

第Ⅴ章　人工呼吸器の落とし穴

1. 自発呼吸による落とし穴

落とし穴の紹介

事例

　看護師より「人工呼吸管理している患者が自発呼吸との非同調が強いのでみてほしい」と連絡があり，臨床工学技士である筆者に連絡があった．グラフィックモニタを見ると二段呼吸をしているようにみえる．気道閉塞圧測定値（$P_{0.1}$）も大きいため，二段呼吸の原因はダブルトリガーまたはリバーストリガーであると考えて，吸気の時間・流速・トリガーを変更したり，設定呼吸回数を下げたりしたが改善しなかった．医師に鎮静を見直してもらおうと相談すると「これはしゃっくり（吃逆）のため様子をみましょう」ということだった．呼吸器に気をとられて吃逆に気づかなかった（患者を診ていなかった）．

事例の分析

　近年，強い自発呼吸が誘発する肺障害（P-SILI：patient self-inflicted lung injury）の考え[1]が広まり，患者と人工呼吸器との同調性が重要視されている．呼吸ドライブの直接的な測定値を測定する$P_{0.1}$は3.5〜4.0 cmH$_2$O以上あると過剰な吸気努力[2]があり P-SILI のリスクが増える（$P_{0.1}$は人工呼吸器の機種によって測定法が異なるため注意が必要，図1）

　患者と人工呼吸器との同調性を確認するには人工呼吸器のグラフィックモニタから得られる情報は多いが，最も基本的なこととして患者を診ること（フィジカルアセスメント）が大切である．吃逆が非同調の原因であることは，視診だけではわからなくとも触診により胸や腹を触れば気づくことができる．臨床工学技士は図2のように，自分のフィールドである人工呼吸器の前から離れない傾向があるが，"患者を診る人工呼吸療法"を行っていただきたい．

落とし穴の回避法と対処法

✔ 人工呼吸療法の合併症として人工呼吸器関連事象（VAE：ventilator-associated events）があり関連して人工呼吸器関連肺炎（VAP：ventilator-associated pneumonia）が知られる．また，機械換気を行うことにより人工呼吸惹起性肺損傷（VILI：ventilator-induced lung injury，VALI：ventilator-associated lung injury）が起こる．このVILIやVALIは肺胞の過進展や虚脱再開通を繰り返すことにより発生するが，ここに自発呼吸との非同調が加わることで助長されるため，人工呼吸療法に携わる者は深く理解しておく必要がある．

✔ 臨床工学技士は，生命維持管理装置を操作することが業であるためどうしても機械寄りになり，患者を診ることに苦手意識がある．人工呼吸療法におけるフィジカルアセスメントでは視診・触診・聴診まで，できれば行い，"木を見て森を見ず"にならないように注意したい．

文献
1) Brochard L, et al：Mechanical Ventilation to Minimize Progression of Lung Injury in Acute Respiratory Failure. Am J Respir Crit Care Med **195**：438-442, 2017

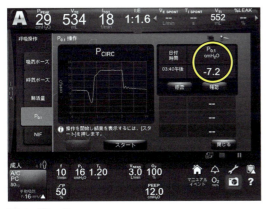
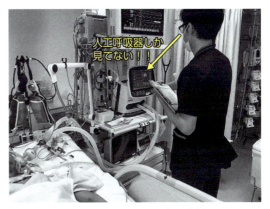

図1　強い P₀.₁　　　　　　　　　　　図2　人工呼吸器だけをみる臨床工学技士

2) Telias I, et al : Airway Occlusion Pressure As an Estimate of Respiratory Drive and Inspiratory Effort during Assisted Ventilation. Am J Respir Crit Care Med **201** : 1086-1098, 2020

人工呼吸療法のトラブルに強くなろう！

「人工呼吸器のアラームが鳴っているため見に来てください！」とメディカルスタッフから声をかけられ，換気不良を目の当たりにすると本心慌ててしまいます．ましてや SpO_2 アラームも鳴動しているとなおさらです．"気道内圧による落とし穴"の項の図2に示しましたが，必ず用手換気は使えるようにトレーニングしましょう．患者の換気に不安を持ちアラームの原因追求に自信がないなら，用手換気を行い人工呼吸器にはテストラングを付けて分離させることでアラームの原因がわかりやすくなります．用手換気で患者の胸が上がりバイタルサインが安定し，テストラングの動きに問題があれば原因は人工呼吸器側にあり，用手換気ができなければ挿管チューブや気管切開チューブを疑います．仮にチューブが抜けかけならば再挿入は行わずに抜去も検討してマスクによる用手換気を多くの場合はするべきです．患者への換気さえなんとかできていれば，最悪の事態には簡単になりません．心がけましょう！

多くの生命維持管理装置を用いている際は特に1つの機器だけを見ないこと！

集中治療室では人工呼吸器，補助循環装置，血液浄化装置など複数の生命維持管理装置が装着される重症患者もいます．その際には1つの機器だけを見ずに，必ず患者を中心として全体をまとめて考えましょう．例えば持続的腎代替療法（continuous kidney replacement therapy：CKRT）の脱血アラームが鳴動する原因が人工呼吸器非同調という経験はしばしばあります．特に V-A ECMO では自己肺を休めるために人工呼吸器の設定を肺休止（Lung Rest）にしていることが多いです．ECMO の離脱トライアルや ECPELLA にした際には，自己心から自己肺を通過した血液が多く拍出されるために Lung Rest の設定では酸素化の低い血液が患者の上肢に流れてしまう North-South Syndrome とか Harlequin syndrome と呼ばれる症状になってしまいます．よって ECMO や Impella の設定変更を行う際には必ず人工呼吸器の設定を考慮していないといけません．また，最近は一酸化窒素吸入療法（iNO）を用いることも多く換気と血流の関係も頭に描くことが大切です．

第Ⅴ章　人工呼吸器の落とし穴

2. 気道内圧による落とし穴

落とし穴の紹介

■ 事例

　筆者が当直業務中の深夜帯に，一般病棟から「使用中の人工呼吸器のアラームが鳴り，換気できていないようだ！」と電話があった．急いで病棟に駆けつけると看護師が用手換気を行っており，患者のバイタルは保たれている．人工呼吸器にはテスト肺が取り付けられていたがテスト肺は動いておらず，グラフィックモニタの圧力波形は正常なものの，流速・換気量の波形は異常であった．人工呼吸回路を確認するも外れているところは発見できず，人工呼吸器の故障と考えて交換のために予備の人工呼吸器を取りに臨床工学室へ戻った．

　用手換気を継続してもらいながら，人工呼吸器を交換するためにベッドサイドから離そうと引っ張り出した際に，人工呼吸回路の気道内圧測定チューブがベッドの安全柵に挟まれて閉塞（キンク）していることに気づいた．キンクを解除すると人工呼吸器はテスト肺へ正常に換気を再開した．

■ 事例の分析

　人工呼吸器には急性期用と在宅用，成人用と新生児用など多種であるが，吸気回路と呼気回路以外に，気道内圧や換気量の測定をするチューブ，呼気弁を制御するチューブが存在する機種がある．これらのチューブが何らかの原因により閉塞すると人工呼吸器は正常な動作を維持できない機種があり，さらに換気が一切行われない機種もある．2009年8月に医薬品医療機器総合機構（PMDA）より医療安全情報のNo11[1]として，「人工呼吸器の取扱い時の注意について（その2）」が発せられた．その中で「気道内圧チューブ取扱い時の留意点について」があり，気道内圧チューブ内に水分貯留があると気道内圧が正常に測れないとある．本事例の人工呼吸器機種は水分貯留をさせないために，本体側から一定の速度でパージフローを流しており，水滴による閉塞は極めて起こりにくい．一方で気道内圧測定ラインにガスを流しているため，キンクすると圧力は上昇し，気道内圧が上昇したと認識されて換気がまったくできなくなったというわけである（図1）．

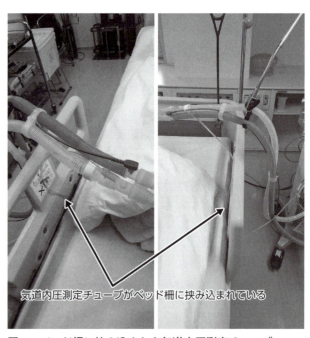

気道内圧測定チューブがベッド柵に挟み込まれている

図1　ベッド柵に挟み込まれた気道内圧測定チューブ

落とし穴の回避法と対処法

　医療安全の考え方の1つに「危険なものは使用しない！」がある．これに従えば人工呼吸器には吸気と呼気の2本以上の回路が必要な機種は使用しない！となる．当院では現在，一般病棟の人工呼吸器は基本的にこの考え方に従い，吸気呼気の回路のみの人工呼吸器を採用している．

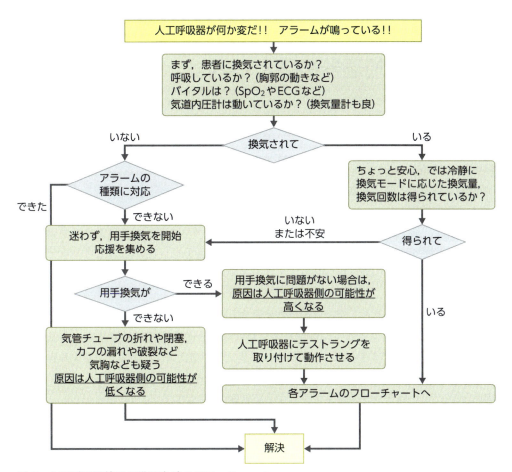

図2 人工呼吸器使用の際緊急時のフローチャート
[開　正宏：人工呼吸器のトラブル発生とその対策．ハートナーシング 20：42-51，2007 より許諾を得て転載]

次に，仮に気道内圧や換気量の測定をするチューブ，呼気弁を制御するチューブがキンクしても，換気が停止することがない機種を選定する！ということもある．当院では集中治療室系統では看護体制も手厚く，スタッフの知識もトラブル対応力も高いため，口元における換気量測定の機種も使用している．この換気量測定チューブが閉塞をしても換気が止まらないことは確認して使用している．

一般病棟においても，在宅用の人工呼吸器や非挿管用人工呼吸器（NPPV：noninvasive positive pressure ventilation）の機種で呼気弁制御用や気道内圧測定用としてチューブがある機種がある．外れた際やキンクした際にはどのような動作になるか，確認しておく必要がある．

人工呼吸器はいつ突然停止するかは，毎日の機器点検を行っていてもわからない．メディカルスタッフは患者に換気が行われているという自信がなければ，ためらわずに用手換気をする必要がある[2]．多くの場合，換気さえできていれば重大な事故を避けることができるため，バッグバルブマスク（BVM）やジャクソンリース（メイプルソン回路）の原理や使用方法は熟知しておく必要がある（図2）．

文献
1) 医薬品医療機器総合機構 PMDA：医療安全情報，人工呼吸器の取扱い時の注意について（その2），No.11，2009年8月．https://www.pmda.go.jp/files/000246774.pdf
2) 開　正宏：人工呼吸器のトラブル発生とその対策．ハートナーシング 20：42-51，2007

第V章　人工呼吸器の落とし穴

3. 加温加湿器の落とし穴

落とし穴の紹介

■ 事例

　人工呼吸器を使用する際は加温加湿が不可欠となるため，加温加湿法の1つである加温加湿器は滅菌蒸留水と一緒に使用される．一般的に加温加湿器は，呼吸回路の中に内蔵されたホースヒーター付きの回路を用いて，吸気を加温して気道まで加温加湿されたガスを供給する．スタッフは吸気回路に結露して貯留した水分を気管チューブにつながるYピース部分で回路から外して，水分を廃棄しながら十分に加温加湿されていると思い込み人工呼吸器管理を施行した．

■ 事例の分析

　加温加湿器はその名のとおり，湿度のみならず温度も供給することが重要となる．

　温度と飽和水蒸気量の関係としては温度が高くなれば，$1\,m^3$の中で保持できる水蒸気の量が増えることから，温度が上がれば蓄えることができる水蒸気量が増える（水蒸気を保持する容器が大きくなるイメージ）．一方で飽和水蒸気量に達した（相対湿度100%）状態から冷やされれば，その冷えた温度の飽和水蒸気量を超えた分の水蒸気量はすべて結露する（水になる，図1）．

　加温加湿器と飽和水蒸気量の関係を十分に熟知していないスタッフであれば，回路内で結露した水分を見て患者に良好な加温加湿が提供されていると勘違いしてしまう可能性がある．しかし実際には加温加湿器のチャンバーで温められたガスは回路が外気温によって冷やされたり，ホースヒーターによる温度の設定が不十分であったりすると，回路が冷やされたことで飽和水蒸気量が低下し，気体から液体になり結露した水分が回路内に溜まる（図2）．滅菌蒸留水は本来，水蒸気として患者の気道に届けられるべきなのだが，回路の冷却によって結露して水になり，回路に溜まって廃棄されてしまうのである．もちろん，患者の気道は加温も加湿もされておらず，冷やされて水蒸気量としては不十分なガスが供給されていたことになる．加温加湿器はチャンバーで温められた温度と湿度を口元まで，さらに温度を上げて相対湿度を90%程度に抑えることで，吸気回路内には結露することなく，

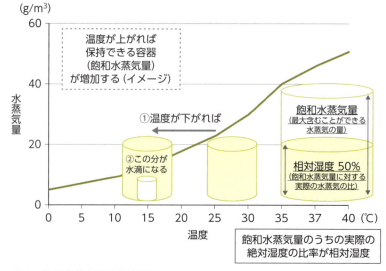

図1　飽和水蒸気量と相対湿度

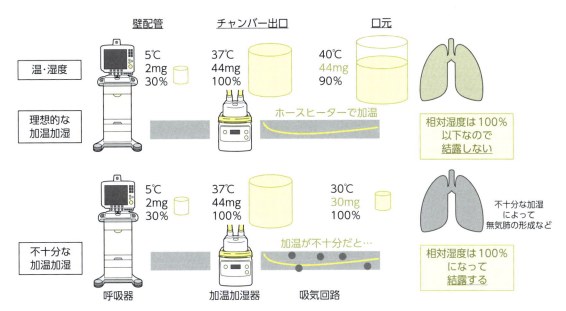

図2 回路が結露する原理

水分損失させずに水蒸気として届けられることが可能になる．もし回路に結露が見られる場合には回路が冷えたことで相対湿度が100%に達して加温加湿が不十分になっていると判断する．その後ホースヒーターの温度の設定を上げたり，エアコンなどの冷気が回路に当たっていないことを確認したりして，吸気回路の加温に努める必要がある．場合によっては，不十分な加温加湿によって水蒸気ではなく水分が患者の気道内に垂れ込み，その水分を気管内吸引して回収しているだけかもしれない．それだけではなく人工呼吸器関連肺炎を引き起こす原因にもなりかねない．

　通常の生理的な状態では，大気から吸入した気体は鼻腔や咽頭によって加温加湿されて気道を通過して肺に送られる．冬場の暖房が効いた温かい部屋では，温度の上昇とともに飽和水蒸気量が上がり，水蒸気をたくさん蓄えることが可能な，図1でいう容器が大きい状態となる．そのような部屋にいると，相対湿度が100%になるまで，多くの水蒸気を奪う状態になることから，喉がカラカラに渇いたことを経験された方もいると思われる．

　さらには人工呼吸器を装着している患者は，気管チューブ（または気管切開チューブ）によって本来加温加湿を行う，鼻腔や咽頭がバイパスされた状態になる．そのため気管チューブ接続部まで十分に加温加湿（温度37℃，絶対湿度44 mg，相対湿度100%）されていなければ，気管チューブ内の水分が奪われ喀痰の固形化によりチューブを閉塞させるおそれもある．例えば誤って加温加湿器に蒸留水を入れ忘れたりすると，気管チューブの中にドライヤーを当てて呼吸させるような状態となり，気管チューブ内の粘度の高い分泌物は容易に鼻クソ状態になり窒息しうる．

落とし穴の回避法と対処法

適切な加温加湿を施行されていることを評価するためには以下の確認を行う．
- ホースヒーターを使用された吸気回路を使用する．
- 吸気回路が人肌程度（37℃）に温められていることを，回路を触って確認する．
- 気管チューブ内面が少し結露している．
- 喀痰がやわらかくなっていること．
- 吸引チューブが気管チューブの中にスムーズに入る（吸引チューブが入らない場合には加湿不足で気管チューブ内が閉塞している可能性があるため）．

第V章　人工呼吸器の落とし穴

4. 人工鼻の落とし穴

落とし穴の紹介

■ **事例**

　患者は気管切除術および気管再建術後であり，病棟において人工呼吸器管理を行っていた．気道再建部位の縫合部に縫合不全によるリークを認めており，それに加えて術後に呼吸状態も悪化したため，長期間にわたって人工呼吸器を要する状態が続いた．今後の方針として気管切開術を行い，在宅による人工呼吸器管理を視野に入れてため，回路を簡素化する目的として加温加湿器ではなく人工鼻を使用した．結果的には人工鼻を使用したことにより加温加湿不足となり，無気肺の形成ならびにリークを助長させて創傷治癒の妨げとなった．

■ **事例の分析**

　人工呼吸器使用時の加温加湿法の1つである人工鼻であるが，原理を理解せず適応を誤ってデバイスを選択すると合併症を起こしてしまう．人工鼻は患者の呼気からフィルター部分に温度や水分をトラップさせて，次の吸気時に水分を戻すことで気道側の温度と湿度を保ち加温加湿を行う．人工鼻のフィルターは紙などの素材でできていることから，湿度を含むことで軽度でも抵抗となる．人工鼻使用時にカフリークなど少量でもリークを認めれば，湿度を含んだ呼気は人工鼻のフィルター側が抵抗となるため，抵抗の少ないリーク側に呼気として漏れる．本事例ではフィルターの抵抗により，呼気に含まれる湿度の高いガスがフィルターにトラップされなかったことで，次に送られる吸気ガスに人工呼吸器側からの乾いたガスが供給された（壁配管の医療ガスはとても冷えて乾いたガスが供給される）ことによって加湿不足になっていた（図1）．

　本来，人工鼻には吸気から送られたガスが100％戻ってくることで吸気と呼気のガスが往復しなくてはならない．しかし，人工鼻を通って加湿のみならず加温にも寄与するべきガスが気道側に漏れたことによって一方通行となっていた．本事例では乾いたガスが呼吸器側から供給され続けたことで，気道内が絨毯（じゅうたん）のように波打って分泌物を気道外に排出する線毛運動が障害されていた．そのため異物除去能が低下し，無気肺を形成していた（図2）．さらに，気道再建部位の縫合部における持続的なリークによって気胸を認めたため，胸腔をドレナージする目的としてトロッカーカテーテルを留置していたこと，PEEPによって気道切除部の縫合不全部位にガスが持続的に通過していたことが，創傷治癒の妨げになっていた可能性がある．その後，人工鼻から加温加湿器に変更したことによって，患者の加温加湿が改善され，無気肺も改善を認めた．また加温加湿器は呼気抵抗にならず，気道のリークも軽減したことで，最終的には縫合不全部位も閉鎖し，この患者には人工鼻をその後も禁忌として在宅人工呼吸器管理となった．

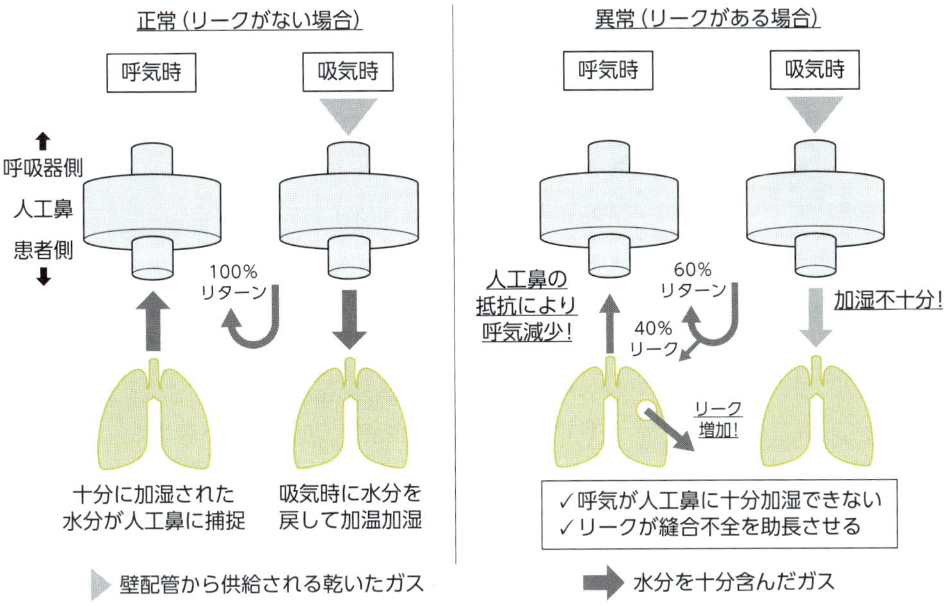

図1 人工鼻がリークによって加湿されない理由

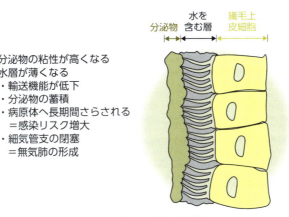

図2 加湿不足によって障害された繊毛運動

落とし穴の回避法と対処法

- 人工鼻を使用する際には人工呼吸器の吸気ならび呼気の一回換気量の値に差がないことを確認して，呼吸器回路側や患者側にリークがないことを確認する．
- 人工鼻の禁忌がないことを確認する（表1）．
- 気道のみならずカフリークなど何らかのリークを認める症例では，人工鼻の適応にはならないことから，加温加湿器などの別の加温加湿デバイスを検討する．

表1 人工鼻の禁忌症例

1. 自発呼吸下で分時換気量の多い患者（10 L/min以上）
2. 呼気時の一回換気量が吸気時の70％以下である
3. 人工気道にリークがある
4. 気道内分泌物の粘度が高く喀痰の切れが悪い患者
5. 喀痰が血性である患者
6. 体温が32℃以下の患者
7. ネブライザーの併用
8. 加温加湿器の併用

第Ⅴ章　人工呼吸器の落とし穴

5. 人工呼吸器に再接続した際に再開しそこね SpO_2 低下

落とし穴の紹介

■ 事例

　この症例は，50歳の男性患者で，慢性閉塞性肺疾患（COPD）の既往歴を有する．患者は急性呼吸不全のため，集中治療室（ICU）で人工呼吸器管理下にあった．ある日，精密検査のためにCT検査を行うことが決定され，患者は搬送用の人工呼吸器に接続されてCT室へ移動された．CT検査自体は問題なく終了し，患者は再びICUに戻された．

　ICUに戻った際，患者は再度ICUの人工呼吸器に接続される予定であった．しかし，ICUの人工呼吸器の再接続後に，人工呼吸器が再開されなかったため，患者の SpO_2（酸素飽和度）が急激に低下した． SpO_2 の低下に伴い，患者は低酸素状態に陥り，緊急の対応が必要となった．

　この症例では，再接続時のミスが直ちに認識され，医療チームは速やかに対応を開始した．人工呼吸器の設定を再確認し，適切な換気が再開されるまでの間，患者には一時的に手動で換気が開始された．その結果，患者の SpO_2 は徐々に回復し，安定した状態が再び確保された．

■ 事例の分析

　この事例の原因は，機器操作の不備と手順の確認不足である．まず，CT検査後の再接続時に人工呼吸器が適切に再開されなかったことが患者の SpO_2 の急激な低下を引き起こした．これは，医療スタッフが機器操作に不慣れであったり，不注意があったりしたためである．また，再接続時に人工呼吸器の設定や動作確認が十分に行われなかったことも問題の一因であった．チェックリストの未使用や標準作業手順の徹底不足が，確認ミスを招き，結果として患者の低酸素状態を引き起こした．

落とし穴の回避法と対処法

■ 回避法

　人工呼吸器の再接続時に発生する可能性のあるミスを回避するためには，いくつかの重要な対策が考えられる．第一に，再接続の手順を標準化し，明確なプロトコルを設定することが必要である．これにより，すべての医療スタッフが統一された手順に従って行動できるようになり，ミスの発生を最小限に抑えることができる．

　第二に，再接続時の確認作業を徹底することが重要である．具体的には，人工呼吸器の設定が正しく行われているかを複数のスタッフでダブルチェックすることが推奨される．この確認作業は，患者の状態を安定させるために不可欠であり，些細なミスが重大な結果を招くことを防ぐための重要なステップである．

　第三に，スタッフの教育とトレーニングの強化も重要な要素である．人工呼吸器の操作方法や再接続の手順についての定期的な研修を実施することで，スタッフのスキルを向上させ，緊急時にも適切に対応できる能力を養うことができる．シミュレーショントレーニングを活用することで，実際の状況に近い形での練習が可能となり，実務における準備が整えられる．

表1　ABCDE アプローチ

問題の源	一般的な問題
A. 気道（気管チューブ内）	・チューブ閉塞により酸素が肺に到達しない例：痰による閉鎖・気管チューブの屈曲）
B. 呼吸	・不十分な呼吸により，十分な酸素が肺胞に到達しない ・重度の気管支痙攣 ・気胸 ・片肺挿管
C. 循環	・循環不全（例：急性肺塞栓症）
D. 薬物	・アナフィラキシーなどにより気管支痙攣および心拍出量低下 ・深部麻酔：呼吸および循環抑制
E. 機器	・麻酔機器：回路の閉塞・断裂 ・酸素供給：酸素供給・酸素ボンベの故障 ・モニタリング機器：オキシメータの電池切れやプローブの故障が含まれる

　加えて，換気の方法を記載する．まず，聴診器を使って両側の肺音を確認する．聴診器を両側の肺野および胃の上に置いて呼吸音を聞き，両側の肺で呼吸音が均等に聞こえ，胃の上でゴロゴロとした音が聞こえない場合は，正しく挿管されていることを示す．次に，胸部の上昇を目視で確認し，左右の胸が対称に上がることを確認する．さらに，チューブ内で呼吸によって曇りが発生するかを確認する．終末呼気二酸化炭素モニタリングを使用して呼気中の二酸化炭素の存在を測定し，$ETCO_2$ の検出が確認できれば気管内に正しく挿入されていることが確認できる．そして，再び曇りの確認を行い，これらの方法を組み合わせることで，挿管チューブの正しい位置を確認する．

■ 対処法

　人工呼吸器の再接続時にかかわらず，SpO_2 低下が発生した場合の対処法については段階的な対応が求められる．まず，問題が発生した際には迅速に 100％酸素による用手的換気へ移行し，状況を評価することが求められる．用手的換気に移行しても SpO_2 が改善しない場合は，ABCDE アプローチ[Airway（気道），Breathing（呼吸），Circulation（循環），Drugs（薬剤），Equipment（機器）]で評価することが望ましい（表1）．その際，循環動態に余裕がなければ迅速な V-A ECMO 導入を考慮すべきである．

　問題解決後も，患者の状態を継続的に観察し，安定が確認されるまで注意深くモニタリングを行うことが重要である．再発のリスクを最小限に抑えるため，医療チーム全体で協力し，患者の安全を最優先に考えた対応を行う．

第 V 章　人工呼吸器の落とし穴

6. 人工呼吸器の呼気・吸気の接続間違い

落とし穴の紹介

■ 事例

　臨床工学技士へ循環器内科医からの依頼で，冠疾患治療室（CCU）の人工呼吸管理中の患者に対して人工鼻から加温加湿器に加温加湿方法の変更を行った．変更は臨床工学技士 2 名で患者の口元側，呼吸器側に分かれて行った．変更後，担当看護師に交換したことを伝達し，呼吸器のアラームが鳴っていないこと，接続部に緩みがないこと，換気が変更前と同様に行えていることを確認し退出した．1 時間後，看護師より加温加湿器のアラームが鳴っていて，温度の上昇が見られないとの連絡があり，臨床工学技士が確認し，温度プローブを交換しようとしたところ，呼気側と吸気側の回路が反対に接続されていることを発見した．

■ 事例の分析

　人工鼻の使用時には，呼気側と吸気側を反対に接続しても換気には特に問題はない．しかし，加温加湿器の使用時には問題が生じる．本事例のように，呼気側と吸気側を反対に接続してしまったときには，図 1 のように吸気側には加温加湿されていない空気が患者に送り込まれてしまう．その場合，気道粘膜の乾燥，気道粘膜の線毛運動の低下・障害，気道粘膜の損傷，痰の固形化，気道・気管チューブの痰による閉塞など様々な問題が生じてしまう可能性がある．
　また，患者の換気はできており呼吸器からのアラームは鳴らないため，発見が遅れてしまう可能性がある．さらに，しばらく経過すると，呼気側では口元温度の測定部を通過した後に加温加湿器にて加温加湿されたものが患者側ではなく呼吸器側に送り込まれてしまうため，いくら加温加湿を行っても口元温度の測定部の温度が上昇せず，加温加湿器による温度低下のアラームが生じて初めて問題が発覚できるようになる．
　JIS T 7204-1989 で「人工呼吸器から患者へ通じる呼吸回路のすべての接続部は，呼び 22 mm サイ

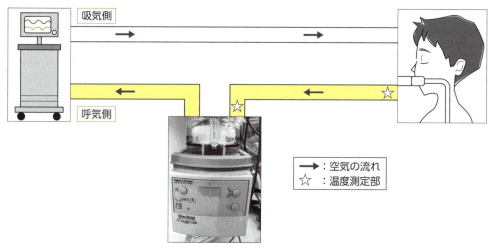

図 1　加温加湿器の使用時に呼気側と吸気側を間違えた場合の空気の流れ

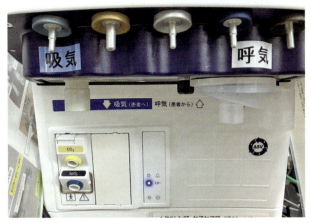

図2 呼吸器に色分けしたテープを貼った一例

ズの円錐接合を使用すること」と提言されており,特に呼気側,吸気側に関する規定はなく,同じ大きさになっているためどちら側にもつながる構造になっている.

落とし穴の回避法と対処法

呼気側,吸気側どちらにも接続できる構造であるため,人為的に間違えてつなげてしまわないようにすること,正確に確認を行うことが対策としては重要である.

- ✔ 図2のように呼吸器側に呼気,吸気とわかりやすいように色分けしたテープを貼り,また可能であれば呼気側,吸気側で色が異なる回路を導入する.
- ✔ 記憶に頼った確認を行うのではなくて,チェックリストを作成し,吸気から呼気にかけて回路の流れに沿って確認を行う.また,可能であれば多職種によるダブルチェックができる環境が望ましい.

第Ⅴ章　人工呼吸器の落とし穴

7. PEEP弁使用のバッグバルブマスク換気による心停止

> ## 落とし穴の紹介

■ 事例

　虚血性心筋症，不安定狭心症に対する On-pump beating CABG（3枝）を施行した70歳代男性．グラフトフローは良好であった．手術翌日に心タンポナーデに対し，心タンポナーデ解除術を施行した．術後患者が手術室から ICU に戻り入室したとたんに心停止となった．心臓マッサージ後に ROSC を得た．循環動態破綻の原因として CABG グラフト閉塞など心臓由来の問題やカテコラミントラブルなどを考慮すると同時に，呼吸音を聴取しようとしたところ胸郭が前後に著明に拡張し皮下気腫を認めた．人工呼吸器の設定を確認して様子をみていたところ，状態は徐々に改善した．

■ 事例の分析

　心タンポナーデ解除後，手術室から ICU への移動ではバッグバルブマスク（いわゆるアンビュバッグ）での呼吸補助を行っていた．循環破綻ののちに状態が落ち着いたところで状況を確認すると，普段アンビュバッグについていない PEEP 弁が装着されていた（図1）．この調整キャップが最大限にねじ切られており（ほぼ閉鎖状態），これにより循環破綻するほどの陽圧が肺にかかっていたことが原因であると推測された．当院では PEEP 弁は ICU のみで使用され外には持ち出さないローカルルールがあったが，今回 CABG 術後翌日にタンポナーデ解除目的に ICU から手術室に搬送中に PEEP を効かせる目的でバッグバルブマスクに PEEP 弁を装着して移動していた．心タンポナーデ解除が終了し ICU に戻る際，見慣れない PEEP 弁がバッグバルブマスクから外れ調整キャップが外れたためそれを手術室ナースが再装着し，調整キャップを回したとのことであった．多分そのときに調整キャップが最大限にねじ切られたと思われる．これにより PEEP 弁がほぼ閉塞したと推測される．

> ## 落とし穴の回避法と対処法

　PEEP 弁はバッグバルブマスクによる換気時（呼気）に PEEP をかける目的で装着されるものである．図2に示すように PEEP 弁では円盤状の弁（→）が呼気に押され，バネ（▽）の抵抗を受けながら呼気が排出される．PEEP レベルの調節は調整キャップ（▼）を回転させることで行う．現在，PEEP 弁にはリユースのものと，ディスポのものがあるが前者は調整キャップを最大限に回すとバルブが閉鎖し今回のように肺内の高圧のために心停止につながりかねない．このため当院ではリユースのものは使用中止とし，調整キャップを最大限に回しても 20 cmH$_2$O 以上には上がらないディスポのみの使用可とした．同時に PEEP 弁の機能と構造を含めた使用法の教育をスタッフに徹底した．バッグバルブマスクでの換気において，絶えず圧や換気量に意識してバッグを押すことで，気道内圧の手の感覚や，呼気弁を介した呼気の音の異常を見逃さないこと，また，肺のコンプライアンスをしっかり把握する必要がある場合には，ジャクソンリースの使用も考慮する必要もあろう．そして，何よりも大切なのは，病態急変時に，モニタを見るだけではなく，患者診察（視診，聴診，触診，打診）を怠らないことである．

164

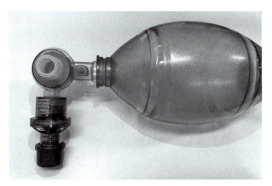

図1 バッグバルブマスクにPEEP弁を装着した状態

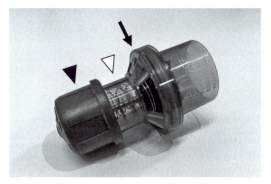

図2 PEEP弁

命の完全おまかせ状態

　言うまでもないが，深い全身麻酔下では自発呼吸が抑制されるため患者は医療者または機械での呼吸補助に完全に依存した状態となる．ここで呼吸補助に問題が生じると当然のことであるが呼吸不全に陥り，最悪のときには生命の危険を伴うことになる．また，人工心肺を用いた心臓手術において大動脈クランプを行い心筋保護液で心停止を行った後は，患者の循環は完全に人工心肺によってのみ保たれており，人工心肺操作のトラブルは患者生命に直結する．留学先でのことであるが，人工心肺を用いた開心術において，人工心肺を離脱した際に麻酔ナースが呼吸再開を失念し，そのことに気づくのに時間がかかったために低酸素による永続的脳障害という不幸な結果に陥ったことがあった．本項での合併症も全身麻酔下での大変危険なものであった．われわれは全身麻酔状態や人工心肺下心停止の患者を普段の日常診療において見慣れてしまっているが，このような患者はその時間帯においては命の完全おまかせ状態であり，われわれはその命を託されており，われわれの手の中にその人の生命が委ねられているということを今一度，ことあるごとに再認識する必要がある．

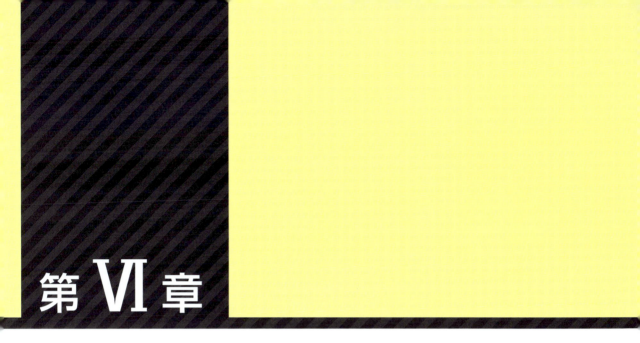

第VI章

血液浄化治療の落とし穴

第Ⅵ章　血液浄化治療の落とし穴

1. バスキュラーアクセスの落とし穴（穿刺位置と再循環）

落とし穴の紹介

■ 事例

　血液透析開始時に穿刺者が人工血管（ループグラフト）に送血用と脱血用の針をそれぞれ穿刺しカニューレを留置した．その後，穿刺介助者が血液回路を穿刺者に渡し，回路接続とテープ固定がされたのを確認してから体外循環を開始した．穿刺者と穿刺介助者は，脱血不良や血管外への漏れ，静脈圧の急激な上昇がないことを確認してから，血液流量を所定の条件まで上げ，直ちに治療を開始した．静脈圧が若干高値に感じたため過去の記録を確認したが，治療上問題になる値でなかったことから治療を継続した．

■ 事例の分析

　一見スムーズな治療開始時の様子で何ら問題を感じられないかもしれない．しかし，実際には，人工血管に挿入されたカニューレに接続された血液回路は，図1に示すように血流の上流側に送血側，下流側に脱血側回路が接続されており，血液は再循環を起こしていた．この事例では，治療開始直後のダブルチェックや治療中の定時チェックにおいても，バスキュラーアクセスからの出血や透析装置の数値，患者のバイタルは確認するものの，治療も滞りなくできていることから逆接続されていることに気づかれにくい．特にループ状の人工血管の場合は，腕のほぼ同じ高さに送脱血が穿刺されることが多いことから誤接続されることがある．また，人工血管以外にも内シャントなどにおいても同様の事例は発生している．内シャントでは，ベテランになると吻合部や穿刺した位置から，初診であっても適切に判断し誤って接続することは少ない．また，仮に誤った接続をされていても介助者によっ

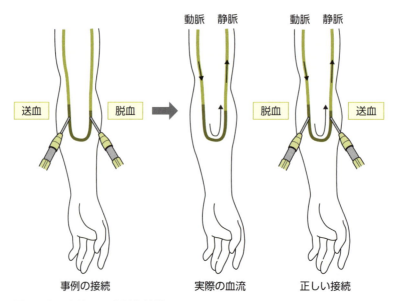

図1　人工血管への穿刺と接続

て気がつくことが多い．しかし，狭窄部位や血管の走行を理解しないで穿刺をしてしまうと同様のトラブルが発生しうるので注意が必要である．

　この事例では，バスキュラーアクセスに流れる血流方向を確認しないで穿刺し，接続して治療を開始したことが落とし穴の大きな要因であったと考えられる．血液透析中に再循環を起こすと，除水は行えても透析効率は低下し，電解質補正や尿毒素の除去を十分に行えていない可能性がある．特に，血清カリウム値が補正できていない場合には，次回の血液透析までに高カリウム血症などをきたすおそれがあり，致死的不整脈を誘発させる原因にもなる．

落とし穴の回避法と対処法

- ☑ 治療開始後に気づいた場合には，直ちに送脱血の接続を清潔に入れ替える．
- ☑ 穿刺者と穿刺介助者は，必ず透析記録やバスキュラーアクセス作成時の記録，前医からの紹介状を確認する．
- ☑ 穿刺前に簡易的にループグラフトの流れる方向を知る方法として，グラフト中央部を指で圧迫して拍動があるほうが動脈側（脱血），拍動がないほうが静脈側（送血）となる．また，吻合部よりのグラフトを指で徐々に圧迫して，反対側の吻合部付近に聴診器を当てる．そのときにスリル音が聞こえるほうが動脈側（脱血），聞こえないほうが静脈側（送血）となる．
- ☑ 患者と意思疎通を図れる場合には，穿刺前にいつもの穿刺位置を確認し参考にする．
- ☑ 治療開始時の脱血側回路に希釈されたような血液（濃淡のある血液）が返ってくる場合には再循環を疑う．
- ☑ 人工血管の場合，普段より静脈圧が高値を示す場合には逆接続の可能性も疑う．
- ☑ 透析コンソールにブラッドボリューム計（BV計）を搭載している場合には，治療開始時から過度な濃縮波形を描いていないか確認する．
- ☑ BV計を搭載している場合には，治療中に再循環測定を行い簡易的に判断する．
- ☑ 抜針時に気づいてしまった場合には，採血し血液ガス分析装置で迅速にカリウム値などを確認する．透析不足が懸念される場合には，当日もしくは翌日に治療を追加して行うことを検討する．

第Ⅵ章 血液浄化治療の落とし穴

2. バスキュラーアクセスカテーテルが静脈ではなく動脈に留置されていた場合の落とし穴

▶ 落とし穴の紹介

　血液浄化用バスキュラーアクセスカテーテルは，高流量での脱血・返血を行う必要があるため，通常の中心静脈カテーテルよりも太く，動脈への誤留置は大量出血や血腫の形成，血栓による脳梗塞など致命的合併症をきたすおそれがある．本項では，動脈への誤留置に対する回避方法と対策を解説する．

▶ 事例

　本患者は入院時より，収縮期血圧 60 mmHg 台の著明な低血圧を認め，さらに血中乳酸値も高値であったことから敗血症性ショックと診断された．ICU 入室後に CRRT（持続的腎代替療法）導入の方針となり，超音波ガイド下で右内頸静脈にバスキュラーアクセスカテーテルを留置した．カテーテル留置後の位置確認のための X 線撮影を行ったところ，図1のように内頸静脈を穿破し，下行大動脈内に誤留置されていることが判明した．
　本事例では，大動脈内への誤留置であり，圧迫止血が不可能であるため心臓血管外科医によるカテーテル抜去，血管修復術が行われた．

▶ 事例の分析

　本事例ではカテーテル留置後の位置確認のために実施した X 線撮影で誤留置が判明したが，X 線写真のみで留置位置の異常を判断することが難しい場合は，造影 CT などで確実な位置確認を行うことも重要である．
　また，本事例では収縮期血圧 60 mmHg 台とショック状態であったため，逆血による動脈誤穿刺の

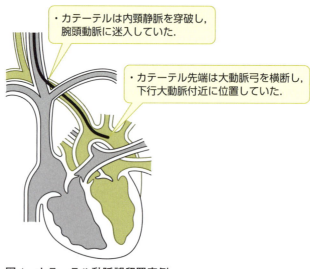

・カテーテルは内頸静脈を穿破し，腕頭動脈に迷入していた．

・カテーテル先端は大動脈弓を横断し，下行大動脈付近に位置していた．

図1　カテーテル動脈誤留置事例

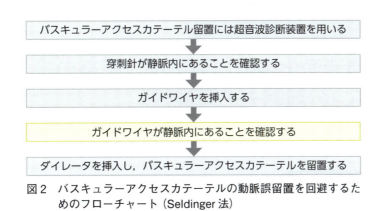

図2 バスキュラーアクセスカテーテルの動脈誤留置を回避するためのフローチャート（Seldinger法）

判断は難しい．その際には，血液ガス分析や圧波形をモニタし動脈波形の有無の確認が重要となる．

もし留置位置の確認を怠り，動脈誤留置をしたままの状態で透析導入を行った場合，動脈からの大出血などにより極めて短時間で容態が急変し致命的となるおそれがある．

落とし穴の回避方法と対処法

バスキュラーアクセスカテーテルの動脈誤留置を回避するためのフローチャートを図2に示す．本項ではSeldinger法でのカテーテル留置における動脈誤留置の回避方法を記載する[1]．

- バスキュラーアクセスカテーテル留置には超音波診断装置を用いて行う．
- 逆血の色調や拍動性の有無で静脈内に針があることを確認してからガイドワイヤの挿入を行う．
- 逆血の色調や拍動性の有無で静脈穿刺の判断が困難な場合は，血液ガス分析や圧波形をモニタし静脈内にあることを確認する．
- ガイドワイヤを挿入後，超音波診断装置などを用いてガイドワイヤが静脈内にあることを確認する．
- ガイドワイヤが超音波診断装置などを用いて静脈内にあることを確認できない場合はダイレータの挿入を行わない．

動脈誤留置への対処法
- バスキュラーアクセスカテーテルの留置後のX線写真において留置位置異常の可能性がある場合は，造影CTや透視などを追加で実施し，正確な位置を確認する．
- 検査で動脈誤留置が判明した場合は，むやみに抜去を行わない．
- 動脈誤留置の際は心臓血管外科，循環器内科など関係各科に相談し，直視下外科的修復あるいは血管内治療による止血も施行できるよう準備のうえで対応することが望ましい[2]．

文献
1) 日本麻酔科学会 安全委員会 安全な中心静脈カテーテル挿入・管理のための手引き改訂WG：安全な中心静脈カテーテル挿入・管理のためのプラクティカルガイド2017，日本麻酔科学会［https://anesth.or.jp/files/pdf/JSA_CV_practical_guide_2017.pdf］（2024年2月22日参照）
2) 日本医療安全調査機構：中心静脈カテーテル挿入・抜去に係る死亡事例の分析-第2報(改訂版)．医療事故の再発防止に向けた提言 第17号．p30，2023［https://www.medsafe.or.jp/modules/advocacy/index.php?content_id=137］

第VI章　血液浄化治療の落とし穴

3. 血液浄化中の血液製剤，薬剤の投与の落とし穴（分離除去の可能性）

落とし穴の紹介

■ 事例

■ 事例1：血液透析中の輸血投与と薬剤投与

　オンラインHDF施行患者に対して，貧血を認めたため治療開始時から輸血（RBC）を2U投与する指示があった．治療を開始した臨床工学技士は，脱血側に輸血ラインを接続し，直ちに持続投与を開始した．また，患者は日頃から治療中の低血圧症状があり，この日も治療開始2時間目から血圧低下を認めたため，医師の指示にてエチレフリンの持続投与することとなった．エチレフリンの準備を終えた看護師は，輸血やオンラインHDFの補液が脱血側回路から入っているのを確認し，輸血が終わったルートをはずしてエチレフリンに付け替え持続投与を開始した．

■ 事例2：単純血漿交換療法時の血液製剤と薬剤投与

　ICU入室中の術後肝不全患者に対して，午後から血漿交換（PE）を行うために，医師が臨床工学技士へ治療の準備を依頼した．医師は午前中に新鮮凍結血漿（FFP）をオーダーし，その後，血漿交換のためのバスキュラーアクセスカテーテル（VAカテーテル）の挿入を行った．また，朝の採血の結果から血小板数が3.5万/μLと低値であったため，血小板輸血を15単位オーダーし，血漿交換前までに血小板投与を終えるように看護師に指示をした．看護師は指示どおりに血小板輸血投与を午前中に終えたのち，末梢および中枢から複数の薬剤が持続投与されていたため，ルート整理をしようと血漿交換用に挿入したカテーテルにカテコラミンのルートを移し替えた．午後になって，治療の準備を終えた臨床工学技士がVAカテーテルを使って血漿交換を開始した．その際，VAカテーテルに薬剤ルートがついていたが，そのまま治療を開始した．

■ 事例の分析

■ 事例1：血液透析中の輸血投与と薬剤投与

　この事例では，看護師がエチレフリンの持続投与を行う際に，輸血ルートやオンラインHDFの補液ラインを参考にして，脱血側回路に接続したことが落とし穴の要因と考えられる．

　通常，血液透析では血液浄化器（ダイアライザなど）で物質除去や電解質補正，除水が行われる．特に電解質などの小分子量物質は，拡散の原理を主体としているため迅速に補正される．また，アルブミン以下の小中分子量物質については，限外濾過の原理を用いて除去される．そのため，輸血（RBC）を投与する場合には，輸血パック内のカリウムが高値であるため，投与する際は電解質補正ができる血液浄化器より手前（脱血側回路）から投与する必要がある．一方，薬剤投与については大きく異なる．血液透析では，多くの薬剤は治療終了時に投与される．しかし，今回のように治療中に投与されたエチレフリンについては血液浄化器で除去されるとその効果は得られないため，静脈チャンバより手前の返血側回路から投与する必要があった．よって治療中に血圧を維持することができなかったと考えられる．

■ 事例2：単純血漿交換療法時の血液製剤と薬剤投与

　この事例には2つの落とし穴が存在している．1つは血漿交換前に血小板輸血を行った点，もう1

つはカテコラミンのルートを VA カテーテルに移し替え，そのまま治療を開始した点である．ただし，どちらも臨床上やむを得ず，落とし穴を理解したうえでの行為であれば必ずしも問題視されないだろう．

通常，単純血漿交換（PE）では血漿成分を破棄し，その欠損分を FFP などの置換液で補充する．置換液量としては，循環血漿量の 1〜1.3 倍程度（血漿置換率 70% 程度）である．そのため，血漿交換時に FFP を置換液としている場合には，治療後の血小板数は正常値に近づくことになる．しかし，治療前に血小板数が低値であったことから血小板輸血を行っており，そのほとんどは単純血漿交換で破棄されたことになる．そのため血小板輸血については，血漿交換後に判断し投与することが賢明であり効果的であった．

次に，カテコラミンのルートを VA カテーテルに移し替えたまま血漿交換を開始した点である．ここでは VA カテーテルでの再循環について理解しておく必要がある．通常，VA カテーテルでは，その種類や挿入位置などによっては多少の再循環を起こしながら治療を行っている．そのため，治療中に除去される可能性があり，VA カテーテルからの薬剤投与は控える必要がある．特に，循環作動薬については除去により治療中に一過性の血圧低下を招くおそれがあるため，VA カテーテルからの投与は避けるべきであった．

落とし穴の回避法と対処法

■ 事例 1：血液透析中の輸血投与と薬剤投与

✔血液透析中の輸血や薬剤投与については，投与前に薬剤や投与箇所，投与速度について 2 名以上で確認を行う．

✔血液透析で「除去されるもの」と「除去されないもの」について整理して理解する．

✔エチレフリン投与にもかかわらず血圧が維持できない場合には，除水や治療を中断し，同時に薬剤ルートを確認する．誤投与に気がついた場合にはエチレフリンを返血側回路につなぎ替え投与開始する．しばらくして血圧維持できるようであれば治療を再開する．

✔血圧低下など治療中に起きたイベントは 1 人で判断せず，医師を含め必ず複数名で確認をする．

✔急激な血圧低下を起こした場合には，治療を中断して緊急補液を行い血圧維持に努める．透析困難と判断する場合には速やかに血液回収を行う．

■ 事例 2：単純血漿交換療法時の血液製剤と薬剤投与

✔血漿交換では血漿成分に含まれるもの（薬剤も含む）が除去されることを理解しておく必要がある．

✔血液浄化では，血液が異物と触れ合うことで凝固因子が消費されるだけでなく，血液回路凝固の一因にもなるため，血小板輸血は治療後の投与が望ましい．

✔治療中の VA カテーテルを介した薬剤投与は避ける．

✔治療中，カテコラミン除去による血圧低下が疑われた場合には，直ちに治療を中断し循環動態が落ち着くまで再開は行わない．

第Ⅵ章 血液浄化治療の落とし穴

4. 白色血栓による回路凝固

落とし穴の紹介

■ 事例

　腎移植予定の患者に対して，抗体価を下げる目的で二重濾過血漿交換（DFPP）を施行することとなった．治療は3日間連日で施行する予定となっており，治療条件として抗凝固にヘパリン（初回1,000 U投与，持続1,000 U/hr）を用いて施行すると指示簿に記載されていた．治療を担当する臨床工学技士は患者の治療前の採血結果を確認し，アンチトロンビンⅢ（ATⅢ）やヘパリン起因性血小板減少症（HIT）などアレルギーや凝固異常がないことを事前に確認した．DFPP施行開始時から1時間ごとにACTによるモニタリングも併せて行った．治療1回目，2回目は，特にトラブルなく順調に治療を行い終了した．しかし，治療3回目，治療開始1時間後のACTが120秒と低値だったため医師に相談し，ヘパリンを持続投与量1,500 U/hrへの増量を行った．ヘパリン増量から30分後，ACTを測定するも変わらず120秒台だったため，再度，医師に相談したところ，ヘパリン1,000 U追加投与に加え持続投与量2,000 U/hrへの増量の指示があった．しかし，ACTは130秒台とほぼ不変のまま経過し，静脈圧は経時的に上昇した．治療終了間際，静脈圧が250 mmHgを超えたため治療終了となった．

■ 事例の分析

　この事例はDFPP施行中の凝固管理をACTのみに任せていたことが要因である．特に，抗凝固薬にヘパリンを使用する場合には，過度に増量させると血小板活性化作用による血小板凝集能を亢進させる（白色血栓，図1）．それによって静脈チャンバ内での回路凝固を起こし静脈圧を上昇させたことが要因である．

　DFPPで使用される血漿成分分画器には，ポアサイズによっていくつかの種類があり，分画分離性能が異なる．通常，抗体価を下げる目的ではポアサイズの小さなものが使用される．この場合，目的

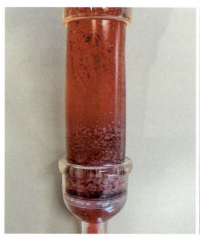 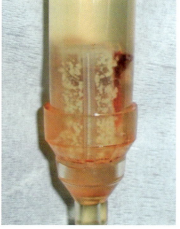

図1　白色血栓による凝固

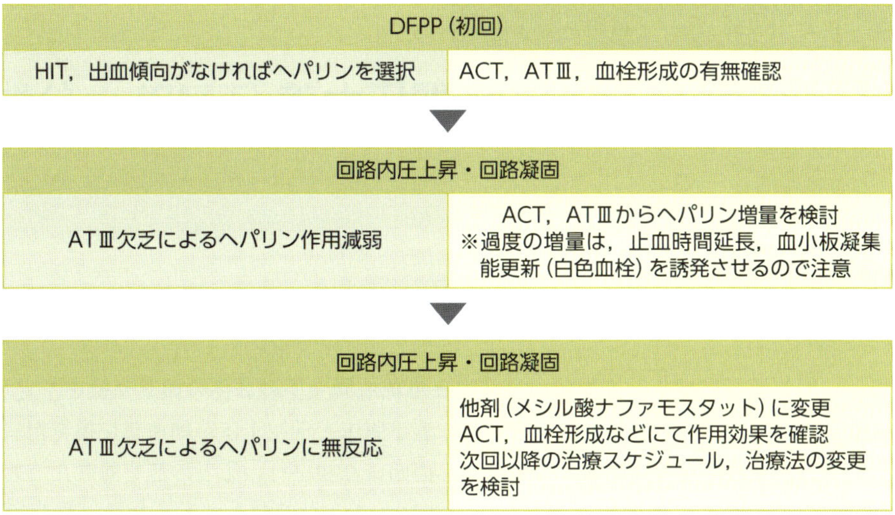

```
┌─────────────────────────────────────────────────────────────┐
│                      DFPP（初回）                            │
├──────────────────────────────┬──────────────────────────────┤
│ HIT，出血傾向がなければヘパリンを選択 │ ACT，ATⅢ，血栓形成の有無確認    │
└──────────────────────────────┴──────────────────────────────┘
                            ▼
┌─────────────────────────────────────────────────────────────┐
│                   回路内圧上昇・回路凝固                      │
├──────────────────────────────┬──────────────────────────────┤
│ ATⅢ欠乏によるヘパリン作用減弱    │ ACT，ATⅢからヘパリン増量を検討   │
│                              │ ※過度の増量は，止血時間延長，血小板凝集 │
│                              │  能更新（白色血栓）を誘発させるので注意 │
└──────────────────────────────┴──────────────────────────────┘
                            ▼
┌─────────────────────────────────────────────────────────────┐
│                   回路内圧上昇・回路凝固                      │
├──────────────────────────────┬──────────────────────────────┤
│ ATⅢ欠乏によるヘパリンに無反応    │ 他剤（メシル酸ナファモスタット）に変更 │
│                              │ ACT，血栓形成などにて作用効果を確認 │
│                              │ 次回以降の治療スケジュール，治療法の変更 │
│                              │ を検討                        │
└──────────────────────────────┴──────────────────────────────┘
```

図2　DFPP施行時の抗凝固法に関する対策

とする免疫グロブリン（IgG）分画の除去は優れるものの，同時に凝固因子も除去されてしまうのが特徴である．特に，凝固因子の中でも抗凝固や止血の観点からATⅢやフィブリノゲン（Fib）値の低下がしばしば問題となる．そのため治療後の値がATⅢ<50％，Fib<100 mg/dLにならないように配慮する必要があり，治療前後での採血は必要不可欠になる．仮に，治療後に下回っていた場合には，治療間隔を空けるか，もしくは単純血漿交換（PE）や選択的血漿交換（SePE）などの他の治療法に切り替える必要がある．治療間隔を空ける場合の参考として，それぞれの半減期は，ATⅢでは2～3日，Fibでは4～6日程度であるため治療後の値を見て判断する必要がある．また，抗凝固薬の選択としてヘパリンを用いる場合には，ATⅢが低下していると強力な抗トロンビン作用を得ることができない．その場合はメシル酸ナファモスタットなど他剤に切り替える必要がある（図2）．

落とし穴の回避法と対処法

- ✓ 治療中の抗凝固管理をACTのみに依存せず，客観的指標の1つとして捉えること．
- ✓ 治療前後の採血結果から除去対象溶質の除去率だけでなく，凝固因子についてもモニタリングを行う（要Hct値補正）．
- ✓ 回路内圧をトレンドグラフなどで確認し，上昇傾向にある場合には回路凝固を疑う．
- ✓ 回路内圧上昇傾向にある場合には，回路内を生食に置き換えるなどして回路凝固の程度を確認する．
- ✓ 回路内圧が著しく上昇した場合には，治療を体外循環のみに切り替え，血液流量を下げ生理食塩水で回路を置換し血液の返血を優先する．生食置換後，回路凝固の程度を確認し，治療経過に応じて再開するか否か判断する．再開する場合には，回路を新しいものに交換し，抗凝固薬を他剤（メシル酸ナファモスタットなど）に変更する．
- ✓ 血小板凝集能亢進（白色血栓形成）やATⅢ欠乏を認める場合には，抗凝固薬を他剤に切り替えるだけでなく，治療スケジュールや治療法についても検討する（図2）．

第Ⅵ章　血液浄化治療の落とし穴

5. 血液浄化器別の膜間圧力差（TMP）と分離操作

落とし穴の紹介

■ 事例

　透析室では，血液透析に加え，選択的血漿交換と単純血漿交換の2件の血漿交換を予定していた．ベテラン臨床工学技士は選択的血漿交換を担当し，若手臨床工学技士は単純血漿交換を担当した．ベテラン臨床工学技士は血漿交換開始後，警報設定，開始後点検を行い患者の側を離れた．若手臨床工学技士も血漿交換を開始し，問題なく治療が開始されたことを確認してから最後に警報設定を行った．警報設定の際，TMPの設定値について若干不安を抱えながらも装置に前回使用した際に残っていた値（100 mmHg）に設定した．若手臨床工学技士はTMPの設定値に不安を感じたため，ベテラン臨床工学技士が担当した選択的血漿交換のTMP設定値と，さらに隣で行っていた血液透析のTMP設定値を確認して問題なかったと判断した．しかし，治療開始2時間後に単純血漿交換を行っていた装置の漏血警報が鳴り，廃液血漿は目視でも溶血が認められた．その際，TMP以外の回路内圧の上昇は認められなかった．

■ 事例の分析

　この事例では，血液浄化器それぞれの最高使用TMPを理解していないことが溶血の大きな要因である．選択的血漿交換で用いる血漿分離器と単純血漿交換で用いた血漿分離器では，最高使用TMPが大きく異なる．選択的血漿交換で用いる血漿分離器は最高使用TMPが250 mmHg，一方，単純血漿交換で用いる血漿分離器は最高使用TMPが60 mmHgである（表1）．若手臨床工学技士が使用した装置には，前回，選択的血漿交換で使用された際に設定した値が残っており，参考にしたベテラン臨床工学技士が施行した選択的血漿交換と差異がなかったのである．また，別途参考にした血液透析も用いられるダイアライザの耐圧が500 mmHgとさらに異なり，それらの設定値を参考にしたことが溶血を引き起こした要因として挙げられる．

　単純血漿交換で用いる血漿分離器には，膜表面に平均孔径0.3 µmの細孔が開いている．この細孔の目詰まりや膜面での過濃縮を生じるとTMPが上昇する．TMPが60 mmHgを超えると膜がリークすると思われがちだが，実際には異なる．実際のところ，赤血球が濾過方向にかかる陰圧によって膜面に押しつけられるが，赤血球は膜の内側から外側へは通過できないため赤血球の機械的損傷が起

表1　血漿分離器の種類と仕様

	単純血漿交換		選択的血漿交換
血漿分離器	プラズマフロー OP （旭化成メディカル）	サルフラックス FP （カネカメディックス）	エバキュアープラス （SB カワスミ）
材質	PE（ポリエチレン）		EVAL （エチレンビニルアルコール共重合体）
最高使用 TMP	8 kPa（60 mmHg）		33.3 kPa（250 mmHg）
平均孔径	0.3 µm		0.01（EC-2A）µm 0.03（EC-4A）µm
内径	350 µm±50 µm		175 µm
膜厚	50 µm±10 µm		40 µm

こり，溶血を引き起こす原因となる（図1）．溶血はヘモグロビンが遊離した状態であり，高カリウム血症を伴う重大なトラブルへもつながるおそれがある．また，事例では血液浄化器に対するTMP警報の設定値について紹介したが，TMP警報を適切に設定していても，血液流量に対する血漿分離比の設定が過剰であったり，脱血不良であったりしてもTMP上昇が起きるので注意が必要である．

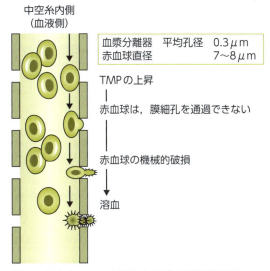

図1 過度なTMP上昇と赤血球の機械的破損

落とし穴の回避法と対処法

- 血液浄化器ごとに異なる最高使用TMPを把握し，適切に警報値を設定する．
- 治療中は安全面を考慮してTMP警報を50 mmHgに設定する．
- TMP上昇による一過性の溶血が発生した場合には，血漿分離を一時停止し体外循環のみに切り替える．そのうえで，患者が高カリウム血症を引き起こしていないか，採血により確認する．体外循環のみの状態でTMPが低下し，治療再開後にTMPの上昇がなければ治療を継続するが，TMPが60 mmHgを超えるようであれば血漿分離器の交換を行う．
- 血液流量が速いほど，赤血球の軸集中効果により血球成分は中空糸中央に集まり溶血しにくいため，血液流量と血漿分離速度の調整を適宜行う．

第Ⅵ章　血液浄化治療の落とし穴

6. 血液浄化器別の洗浄量

落とし穴の紹介

■ 事例

■ 事例1：エンドトキシン吸着 (PMX-DHP カラム)

　集中治療室 (ICU) で，下部消化管穿孔の患者に対してエンドトキシン吸着を行うため，医師は臨床工学技士に準備の依頼をした．依頼を受けた臨床工学技士は，エンドトキシン吸着の準備は久しぶりであったが，直接血液の回路とエンドトキシン吸着カラム (PMX-DHP カラム) を用いて準備を開始した．日頃から ICU で施行している持続的血液浄化療法と同様に 2,000 mL の生理食塩液 (生食) で洗浄し，最後に抗凝固薬添加済みの生食 500 mL で充填して準備を終了した．治療開始直前，治療開始を手伝いに来た別の臨床工学技士から，準備で使用した空の生食バッグの数が少ないことを指摘され治療開始を中断した．

■ 事例2：持続的血液浄化 (AN69ST 膜)

　救急救命センターで，敗血症患者に対して AN69ST 膜を用いた持続的血液浄化療法を行うため，医師が研修医に対して準備を依頼した．依頼を受けた研修医はこれまでも持続的血液浄化療法の準備を行ったことがあり，いつもどおり 2,000 mL の生食で洗浄を行い，最後に返血用の生食 500 mL に付け替え，準備を終了した．準備を終えた研修医は抗凝固薬と濾過型人工腎臓用補液を接続後，そのまま患者のバスキュラーアクセスカテーテルに接続し治療を開始した．治療開始して間もなく，ダイアライザ入口圧が上昇してきたため一時的に回路内を生食で置換をすると，AN69ST 膜のみ，著しく残血している状態であった．

事例の分析

■ 事例1：エンドトキシン吸着

　今回の事例では，血液浄化器ごとに異なる洗浄量について他の血液浄化療法と同様だと勘違いしていることが要因である．特に，エンドトキシン吸着で用いる PMX-DHP カラムは約 pH 2 の充填液で満たされており，洗浄方法を誤ると患者をさらに重篤な状態に導くことになる．また，同じ PMX-DHP カラムにおいても使用するカラムの大きさによって洗浄量が異なるため，カラムごとの洗浄量を把握しておく必要がある．

■ 事例2：持続的血液浄化 (AN69ST 膜)

　持続的血液浄化療法で用いる持続緩徐式血液濾過器には，いくつかの膜材質のものがある．今回の事例では，同じ治療法であれば洗浄方法が同じであると思い込んでいることが大きな要因である．特に AN69ST 膜では，ヘパリン添加済み生食 (5,000 U/L) 1,500 mL 以上で洗浄することが添付文書に明記されており，これにより膜表面をヘパリンコーティングすることができる．そのため，敗血症性 DIC など生体内が過凝固な状態においても，治療開始直後の膜での回路凝固を防ぐ効果がある．また，AN69ST 膜はメシル酸ナファモスタットを吸着するため，抗凝固薬の投与には注意が必要である．

落とし穴の回避法と対処法

✔ 使用する血液浄化器ごとに洗浄方法が異なるため，添付文書に書かれている洗浄量と抗凝固薬添加済み生食で充填する必要があるか理解しておく必要がある．特に同じ治療法においても使用する血液浄化器によって洗浄量が異なることがある．直接血液灌流，持続的血液浄化，血漿吸着，白血球系細胞除去などでは，特徴が異なる血液浄化器を用いるため注意する必要がある．

✔ 口頭での指示受けでは，記憶に基づいた準備を行いがちになるため，専用の指示簿を用いることは有効である．

✔ 治療法や血液浄化器の組み合わせは多岐にわたるため，治療法ごとにマニュアルを作成することは有効である．

✔ 治療の準備が終わった際は，治療法と血液浄化器，洗浄量や洗浄方法などダブルチェックを行う．

✔ 急性血液浄化療法やアフェレシス療法を施行する際は，心電図，血圧，静脈血酸素飽和度などのモニタリングを行う．

✔ 洗浄量不足が判明した場合には速やかに治療を中断する．

✔ 洗浄量不足がある場合にはアレルギーなどが発生する可能性があるため注意する．

✔ 近年では，使用する多用途血液処理用装置では，治療モードや使用する血液浄化器によって事前に洗浄量を設定することができる．また，バーコードリーダーが搭載された装置では治療法と血液浄化器の認証も行える．血液浄化器の取り違い防止にもつながるため有効に活用する．

第Ⅵ章　血液浄化治療の落とし穴

7. 荷電を帯びた血液浄化器

落とし穴の紹介

■ 事例

■ 事例1：免疫吸着療法施行中に起きた一過性の血圧低下

　重症筋無力症患者に対して，選択的血漿成分吸着器（イムソーバTR）を用いて免疫吸着（IAPP）を施行することとなった．医師からの指示簿を受け取った臨床工学技士は，血液浄化器や治療条件に問題がないことを確認し，準備を行い治療開始した．体外循環開始後，血圧の変動もないことから血流量（100 mL/min）に対して20%（20 mL/min）の速さで血漿分離を開始し，IAPPを開始した．開始直後のACTや回路内圧も問題なく，循環動態も安定していた．しかし，治療の経過とととともに血圧は低下傾向にあり，治療開始60分後には急激な血圧低下を認めたため治療終了となった．

■ 事例2：血漿吸着施行中に起きた回路凝固

　全身性エリトマトーデスの患者に対して，吸着型血漿浄化器（セレソーブ）を用いた血漿吸着を施行することとなった．医師からの指示簿には血液浄化器や設定条件や置換液が書かれており，臨床工学技士は問題がないことを確認した．また，抗凝固薬にはメシル酸ナファモスタット（20 mg/hr持続投与）を使用することが記載されていた．治療中はACTをモニタリングし，開始時，開始15分後，60分後にACTの確認を行った．治療中のACTは160秒程度を推移していたが，回路内圧は治療開始から徐々に血漿吸着カラム入口圧が上昇し始め，治療開始90分後には血漿側回路内圧上昇したため，血液側のみ返血して治療終了した．

■ 事例の分析

■ 事例1：免疫吸着療法施行中に起きた一過性の血圧低下

　この事例では，血液浄化器の特徴と内服薬の確認をしていなかったことが大きな要因である．血漿吸着カラムにはいくつかの種類があるが，本邦で使用できるほとんどは陰性荷電を帯びている（表1）．血液は陰性荷電を帯びた血液浄化器に触れるとブラジキニンの産生が誘発される．通常，このブラジキニンは体内で代謝されるが，ACE阻害薬を内服している場合にはこの代謝経路が阻害される．そのためブラジキニンが体内に蓄積したことにより血管拡張が誘発され一過性の血圧低下へとつながった（図1）．

■ 事例2：血漿吸着施行中に起きた回路凝固

　この事例では，事例1同様に血液浄化器の荷電と抗凝固薬の荷電の関係を理解していなかったことが大きな要因である．表1の血漿吸着カラムの荷電を理解するだけでなく，抗凝固薬の荷電についても理解しておく必要があった．吸着型血漿浄化器（セレソーブ）は，カラム内にデキストラン硫酸が用いられており，強い陰性荷電を帯びている．一方で，使用した抗凝固薬のメシル酸ナファモスタットは陽性荷電であるため，抗凝固薬が吸着カラムで吸着したことにより，血漿側回路内の凝固へとつながった．

表1 国内で使用可能な吸着式血液浄化器および血漿吸着器

	商品名	荷電	リガンド	吸着物質	吸着様式
血漿吸着カラム	リポソーバー LA-15	陰性	デキストラン硫酸	LDL, VLDL	静電的相互作用
	セレソーブ	陰性		抗カルジオリピン抗体 抗 DNA 抗体 免疫複合体	
	プラソーバ BRS-350	陽性	スチレン・ジ・ビニルベンゼン共重合体（陰イオン交換樹脂）	ビリルビン 胆汁酸	
	イムソーバ TR-350	陰性	トリプトファン	抗アセチルコリンレセプター抗体 免疫複合体など	（主要） 疎水的相互作用 静電的相互作用
	イムソーバ PH-350	陰性	フェニルアラニン	リュウマチ因子 免疫複合体 抗 DNA 抗体	

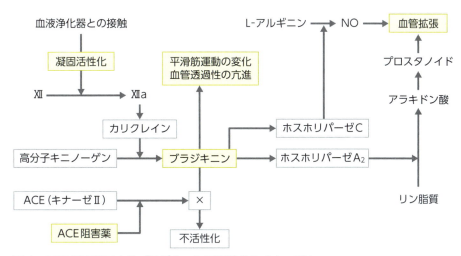

図1 ACE 阻害薬によるブラジキニン不活性化のメカニズム

落とし穴の回避法と対処法

■ 事例1：免疫吸着療法施行中に起きた一過性の血圧低下
- ✔ 治療前には ACE 阻害薬の服薬の有無を必ず確認する．
- ✔ ACE 阻害薬を服薬している場合には，十分な休薬期間を設けるか，単純血漿交換など他の治療法に切り替える．

■ 事例2：血漿吸着施行中に起きた回路凝固
- ✔ 血液浄化器の特徴を理解し，血液浄化器に適した抗凝固薬をなるべく選択する．
  ※ヘパリンは陰性，メシル酸ナファモスタットは陽性に荷電している．
- ✔ 抗凝固薬が血液浄化器に吸着される組合せで施行する場合は，抗凝固薬が吸着されることを考慮し，投与量を増加させるか，分注で投与するなどの対策が必要である．
- ✔ 回路内圧が経時的に上昇がないかモニタリングし，ACT での適切な管理を行う．

第VI章 血液浄化治療の落とし穴

8. 血漿交換時の置換液濃度による循環血液量変動

落とし穴の紹介

■ 事例

■ 事例1：単純血漿交換時の循環血液量の増加

　ネフローゼ症候群の患者に対して，FFPを用いて単純血漿交換（PE）を施行していた．治療中，循環動態把握のためにBV計（blood volume）を用いて，循環動態を監視していたが，末梢からの補液なども行っていないにもかかわらず，BV計の値は経時的に増加し（図1），血圧も上昇していった．

■ 事例2：二重濾過血漿交換時の循環血液量の減少

　腎移植前の患者に対して，10％アルブミン水溶液を用いて二重濾過血漿交換（DFPP）を施行していた．治療中，循環動態把握のためにBV計を用いて，循環動態を監視していたが，血液透析の併用や補液も行っていないにもかかわらず，BV計の値は経時的に減少し（図2），血圧も低下していった．

■ 事例の分析

　2つの事例では治療法そのものが循環血液量を変化させたように捉えられるかもしれないが，実際には廃棄血漿と補充される置換液の膠質浸透圧（COP）の較差が循環血液量を大きく変化させたことが要因になる．軽微な循環血液量の変化は，循環動態に大きく影響を及ぼさないが，急激な変化や経時的な変化がある場合には特に注意が必要となる．

　事例1では，患者と置換液のCOPを比較すると置換液のほうが高いという関係であった．そのため，治療の経過とともにCOPの低い血漿が廃棄され，COPが高い置換液が補充されたことにより，血液中のタンパクバランスが正に傾いた．それにより，水分が組織間液側から血管内に移動したことにより，血液が希釈された波形を描いていた．この場合，特に注意すべきこととして，小児など循環血液量の少ない患者では，循環血液量の急激な増加により，心不全や肺への水分貯留が起こることがあるため注意する必要がある．

　事例2では，濃縮破棄される廃液血漿COPと補充される置換液COPとでは，置換液のほうが低い関係であった．そのため，治療の経過とともにCOPの高い血漿が廃棄され，COPが低い置換液が補充されたことにより，血液中のタンパクバランスが負に傾いた．それにより，水分が血管内から組織間液側に移動することにより，血液が濃くなった波形を描いていた．この場合，注意すべきことと

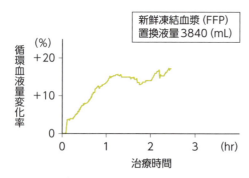

図1　PE施行中の循環血液量の増加

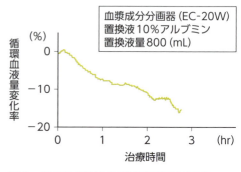

図2　DFPP施行中の循環血液量の低下

して BV 計の値が急激に低下する場合には循環血液量が低下している状態にあり，一過性の血圧低下に注意する必要がある．

落とし穴の回避法と対処法

■ 事例 1：単純血漿交換時の循環血液量の増加

✔ 置換液に FFP を使用する際は原則そのまま用いるが，患者 COP が健常人と比し明らかに低い場合には COP を調整できるアルブミン置換液を選択し，必要な分のみ FFP に置換えるなど工夫が必要である．アルブミン置換液で治療を行う場合は，患者 COP を総タンパク濃度やアルブミン濃度から算出し，患者 COP と置換液 COP に較差が生じないように設定することが望ましい[1]．

✔ 事例のように FFP を用いて COP 較差を生じた場合には，血漿交換をより緩徐になるように設定変更する．

✔ 血漿交換中，循環動態のモニタリングに併せて BV 計でのモニタリングができる場合には行う．

✔ 治療前後の採血結果から除去対象溶質の除去率だけでなく，凝固因子やアルブミン値についてもモニタリングを行う（要 Hct 値補正）．

■ 事例 2：二重濾過血漿交換時の循環血液量の減少

✔ DFPP ではアルブミン置換液を用いて施行するが，選択する血漿成分分画器（2 次膜）や治療条件によって廃棄血漿濃度が大きく変化する．そのため，治療条件を一定とし，2 次膜での廃液血漿の濃縮比を把握したうえで，それに併せて置換液を作成する必要がある[2,3]．

✔ 治療経過中に 2 次膜の目詰まりによりアルブミンを喪失する場合がある．その場合には，できるだけ治療後にアルブミン投与を検討し補正する．

✔ 2 次膜でのアルブミン喪失が大きくならないように，2 次膜の TMP は 200 mmHg を超えない範囲で調整することが望ましい．

✔ 治療前後の採血結果から除去対象溶質の除去率だけでなく，凝固因子やアルブミン値についてもモニタリングを行う（要 Hct 値補正）．

文献
1) 相馬　泉ほか：小児に対する体外循環．アフェレシスマニュアル改訂第 3 版，日本アフェレシス学会（編），秀潤社，東京，p184-191，2010
2) 江口　圭ほか：DFPP 療法における安全性とその留意点．日アフェレシス会誌 **24**：39-46，2005
3) 江口　圭ほか：連続的ヘマトクリットモニター（CLMTM）を用いた二重濾過血漿交換法施行時の低血圧予防と置換液（量・アルブミン濃度）の設定．日アフェレシス会誌 **16**：513-518，1997

第Ⅵ章　血液浄化治療の落とし穴

9. 血漿吸着療法中の急激な循環血液量変動

落とし穴の紹介

■ 事例：免疫吸着（IAPP）での急激な循環血液量の低下

　多発性硬化症に対して，選択的血漿成分吸着器（イムソーバ TR）を用いて免疫吸着（IAPP）を施行することとなった．医師からの指示簿を受け取った臨床工学技士は血液浄化器や治療条件に問題がないことを確認し，準備を行い治療を開始した．また，併せて患者の服薬状況もカルテで確認し，ACE 阻害薬の服用がないことも事前に確認した．患者は 45 kg の女性で血圧など循環動態も安定していた．

　体外循環開始後，血圧の変動もないことから血流量（100 mL/min）に対して 20％（20 mL/min）の速さで血漿分離を開始し，IAPP を開始した．

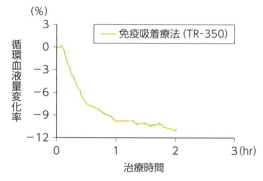

図1　IAPP 施行中の循環血液量の低下

開始直後の ACT や回路内圧も問題なく循環動態も安定していたが，治療開始 30 分にかけて BV 計の値が急激に低下し，その後は治療終了までなだらかに低下し続けた．血圧は低下傾向にはあったが，治療を中断することはなかった．しかし，血漿吸着を開始してから血液透析の除水や血漿交換のように補液も行っていないにもかかわらず，循環血液量だけが急激に低下した．

■ 事例の分析

　この事例では，循環血液量に対するプライミングボリュームの割合が多く，血液が希釈されたことにより血液中のタンパクバランスが負に傾いた．それにより水分が血管内から組織間液側に移動したことが大きな要因である．このときのプライミングボリュームを計算すると，血液側（150 mL），血漿側回路（100 mL），血漿吸着カラム（300 mL）で合計 550 mL にも達していた．循環血液量の 10％を超えるような過大なプライミングボリュームになると循環動態に大きく影響を与えることになる．また，炎症がある場合には血管透過性が亢進するため，さらに水分の移動が速くなるので注意が必要である．

落とし穴の回避法と対処法

- ✓ 体外循環回路のプライミングボリュームが循環血液量の 10％を超える場合には，事前に回路内をアルブミンなどの血液製剤充填で治療開始することで循環血液量の変動を抑えることができる．
- ✓ 希釈による急激な血圧低下や循環動態の変動がある場合には，治療中にアルブミン製剤を投与することは有効である．
- ✓ 血液浄化で使用する血液浄化器と専用回路の合わせたプライミングボリュームは，各治療法や血液浄化器の組み合わせごとに把握しておく必要がある．

第VII章

人工膵臓の落とし穴

第Ⅶ章　人工膵臓の落とし穴

1．装置準備の落とし穴

▶ 落とし穴の紹介

■ 事例

　術中の血糖管理を目的に，外科医師は臨床工学技士へ人工膵臓装置の準備を依頼した．普段どおり臨床工学技士が装置を準備し，依頼医師との使用前点検後に装置受け渡しが行われた．手術室で血糖測定の採血ラインを患者静脈へ取り付け，薬液注入ラインを中心静脈カテーテルに接続し治療を開始した．間もなくすると，装置からアラーム（警報）が発報し，「血糖下限値警報」が表示されていた．麻酔科医師は採血不良を疑い採血ラインを確認したが良好に脱血されていた．次に実際に低血糖発作が起こっていることを考え，他の方法で血糖値を確認したが低血糖を認めなかった．血糖下限値警報発報の原因が特定できず臨床工学技士へ相談した．

　臨床工学技士が改めて装置・回路全体を確認したところ，使用前点検ではなかった，グルコースセンサ内の気泡を認めた．さらに細かく回路を確認すると，グルコースセンサから排液バッグへ流れ出るラインが，マルチ圧板の内側を通った状態で排液バッグに接続されていたことがわかった（図1）．

■ 事例の分析

　人工膵臓装置の装置準備には，回路組み立てやグルコースセンサ校正など，複数の工程が存在する．この事例は，臨床工学技士が回路組み立ての際，誤ってマルチ圧板の内側に排液ラインを通したことが原因である．血糖測定回路の排液ラインを挟み込んだ状態でマルチ圧板を閉めたことにより，排液側でわずかな閉塞が生じ，回路内の流れがおかしくなり，結果として血糖測定システムに影響を及ぼした．

　人工膵臓装置はフールプルーフの概念のもと，一部の薬剤に関しては誤接続防止の設計がされている．また，複数の回路を正しく組み立てられるよう，回路を色で識別するなどの工夫も行われている．しかし，閉塞圧を感知する機能が装備されていないため，今回のような回路の挟み込みに関して

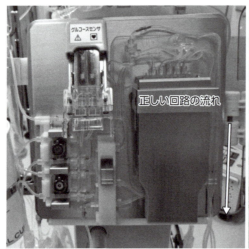 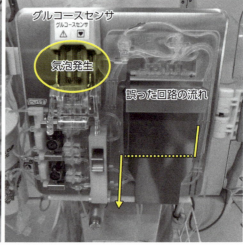

図1　血糖測定部の正しい回路装着図（左）と誤った回路装着図（右）
誤った回路装着図では，回路がマルチポンプ圧板の内側を通っている．

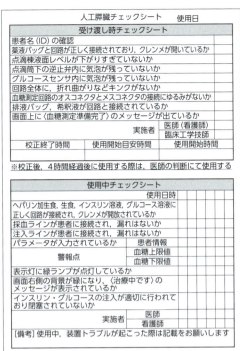
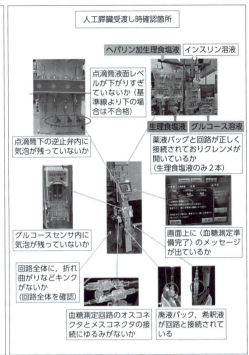

図2 当院で使用している人工膵臓チェックシート
臨床工学技士が回路組みを実施した後、医師と受け渡し時にダブルチェックを行っている．

は，血糖下限警報のような他の要因で気づくことが多い．

今回の事例は，排液ライン側のわずかな閉塞という状況から，準備段階でのグルコースセンサ校正などは正常に実施されたが，人工膵臓の動作中に異常をきたしたと考えられる．幸いにも，早々に発見できたことにより患者への影響はなかった．万が一，薬液注入ラインのクランプが閉まっていた場合には，正常にグルコースまたはインスリン投与が行われず，低血糖や高血糖により重篤な影響を引き起こす可能性も否定できない．人工膵臓装置使用時には，回路閉塞には十分に注意が必要である．

落とし穴の回避法と対処法

- 準備工程では，取扱説明書（人工膵臓 STG-55 操作マニュアル，第5章 測定・治療・検査の準備）の内容に沿って，適切に回路組みを行う．
- 閉塞を検知する機能がないことを念頭に置き，使用前チェック項目を設定する（図2）．
- 薬液注入ラインを閉塞させ，適切にグルコースやインスリンが投与されていなかった場合は，下記の手順にて対処を行う．
  ①薬液注入ラインを鉗子などで閉止した後，患者から取り外す．
  ②薬液注入ラインの鉗子を開け，気泡検出器カバーを開ける．
  ③閉塞の原因であるクランプを開け，ポンプを手回しして液が流れることを確認する．
  ④薬液注入ラインに気泡がないことを確認し，気泡検出器カバーを閉じてから，薬液注入ラインを患者に接続する．
- 血糖測定側の排液ラインを閉塞させた場合には，下記の手順にて対処を行う．
  ①血糖測定を停止し，ラインの閉塞状態を解消する．
  ②グルコースセンサ内の気泡を除去する．
  ③血糖測定または治療を再開する．

第Ⅶ章　人工膵臓の落とし穴

2. 人工膵臓設定の落とし穴

落とし穴の紹介

■ 事例

　大柄な患者が肝切除術後に集中治療室に入室した．入室後にモニタ類は正常に装着され，入室手続きが問題なく終了した．その数時間後に人工膵臓装置を確認すると，高血糖状態が持続している．装着されている人工膵臓装置は正常に稼働し，稼働中のランプも点灯している．しかし，人工膵臓装置の血糖表示は 160 mg/dL 以上で，モニタ上ではインスリン投与を示す黄色グラフが最大投与状態を持続していることを示していた．しかし，血糖値の推移が目標血糖値に向かって下降している様子はない．

　患者を観察してもバイタルサインなどに異常はなく，病態の問題ではないようであり，集中治療医，外科医，臨床工学技士で確認することとなった．装置の採血ルートは脱血不良なく正常に希釈採血がされている．投与薬剤の接続に異常はなく，インスリンルートには正しくミキシングされた点滴バッグが接続されていた．そこで，設定を確認したところ患者情報の体重項目が 50 kg となっており，体重入力が過少であったため，十分なインスリン量が投与できず，血糖値が下がらない状態となっていたことが判明した．

■ 事例の分析

　この事例は人工膵臓装置が正常に稼働し，採血不良もなく管理できていたにもかかわらず，人工膵臓の設定時に大柄な患者に対して過少な体重が入力されたことにより十分なインスリン量が投与できていなかった事例である．インスリン投与量計算のアルゴリズムは図1の計算式に基づいて算出される．この計算式の IA，IB がインスリン投与のパラメータで，目標との差および血糖値の変化率に対する係数となる．通常は患者病態や手術術式などに応じて速やかな補正を行うか，緩徐な補正を行うかに応じて一定に設定される．また，ID はインスリン投与に際し血糖値を下げていく目標の値として設定する．この計算式に基づいてインスリン注入率が算出され，この注入率と患者体重の積に応じてインスリン注入が行われる．そのため，図2の患者情報の入力ページで体重を入力する際に十

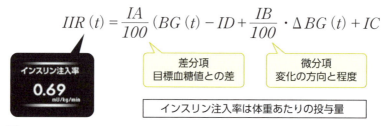

図1
インスリン投与の演算式に基づき投与率が計算される．この結果と体重の積が投与量となるため，患者情報入力の体重設定が小さく入力されると，インスリン，グルコースとも過少投与量となる．

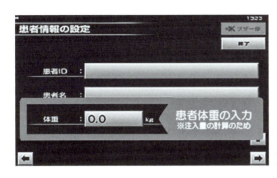

図2
患者情報設定画面の体重の入力項目はインスリン，グルコースの投与量に影響を与えるため，患者体重を正しく入力する必要がある．

分に患者体重を確認して入力する必要がある．グルコース投与についても同様にグルコース注入率がアルゴリズムに基づき計算されるため，低血糖状態の患者に使用する際，体重の過少入力であれば十分なグルコース投与がされず，危険な状態が続くことになるため，十分に注意する必要がある．

また，今回紹介した事例のほかにも設定の違いには目標血糖値の入力の際にインスリン目標値であるIDとグルコース目標値のGDを逆に入力してしまうとインスリンとグルコースが同時に入力され続けることとなる．高カリウム血症の治療法であるGI療法のようになり低カリウム血症を惹起するため注意が必要である．

落とし穴の回避法と対処法

- 人工膵臓の設定は自由度が高く設計されており，入力に際しダブルチェックで確認する．
- 運用マニュアル上，目標血糖値やパラメータだけでなく，体重入力も確認する．
- チェックシートを用いた装置受け渡しの際に患者情報として体重も確認する．

第Ⅶ章 人工膵臓の落とし穴

3. 治療中断の落とし穴

落とし穴の紹介

■ 事例

患者は術後に人工膵臓を装着した状態でICUへ入室した．人工膵臓運転時間は21時間34分1秒で，治療時間は13時間21秒56秒であった．警報が頻回に発生する患者であった．具体的には，血糖下限値警報12回，血糖変化率警報23回，血糖上限値警報2回があり，採血不良に起因する警報と考えられた．看護ケアと生命維持に直結する警報を優先しつつも，諦めず必死で人工膵臓を継続した．懸命なケアを行ったが，リセット忘れ回数が13回，警報放置時間が51分30秒あった．

■ 事例の分析

人工膵臓は，患者からの血液を1時間に2mLずつ連続採血し，グルコースセンサで血糖値を連続測定する．あらかじめ設定しておいた目標血糖値になるようにインスリン，もしくはグルコースが自動的に注入される仕組みとなっている便利な装置である．しかし，人工膵臓は安全性の観点から警報の種類が多く，看護ケアや体動（四肢の屈曲など）による採血不良があると，血糖値変化に伴う警報が発報する．

紹介した事例では，他の看護ケアを優先する必要があり，人工膵臓の治療再開ボタンの押し忘れが発生している．別の項目で紹介するように，治療再開のモニタ操作は複数のステップに分かれる．その過程で5分の待ち時間があり（図4 Step2），本事例の原因はこの5分間の待機時間にあると考えられる．忙しいICUでは5分の間に，別の業務が発生し，その間に次の操作は忘れ去られてしまうという事例が少なくない．

このようなことを避けるためには，正常駆動を示す緑の点灯を目安に，装置異常に少しでも早く気づく必要がある．また，せん妄発症では予測できない体動で人工膵臓治療の継続に難渋する．いったん採血不良が発生すると，警報対応に追われ悪循環に陥ることがある．入室後は採血ラインの説明を行い，安心した療養環境を整えることも医療者の使命である．

落とし穴の回避法と対処法

■ 採血不良対策

①患者への理解→採血ラインの説明．

②至適鎮静管理→RASS＝－1〜0が目安．

③看護ケア時→採血ルートに注意（図1）．

④採血ルート固定方法の工夫→関節に近い留置はシーネなどを使用（図2）．

⑤早期の対処行動→放置時間が増えると凝血塊がルート内に生じ対処困難に陥る．

⑥潔く刺し直す→警報対応に時間を費やすくらいなら刺し直す．

⑦止め時の判断→もう駄目だ！と思ったらスライディングスケールに変更．

■ 採血不良時の手順

次の手順で行う（図3）．

■ 警報操作手順（図4）

警報が発報された場合，①ブザー停を押し警報を止める．原因を探り解消されたら②リセットボタンを押す．リセット後，装置は測定開始準備を行う．測定値有効まで待つ（5分かかる）．測定が有効になると子画面が表示される．③子画面を閉じ，④治療ボタンを押す．その後，⑤OKボタンを押

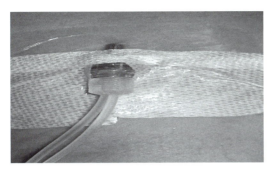

図1 採血良好・正常な状態

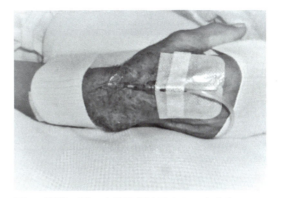

図2 関節に近い血管確保は固定を工夫する

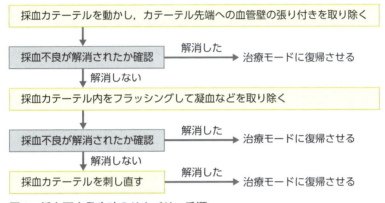

図3 採血不良発生時のリカバリー手順

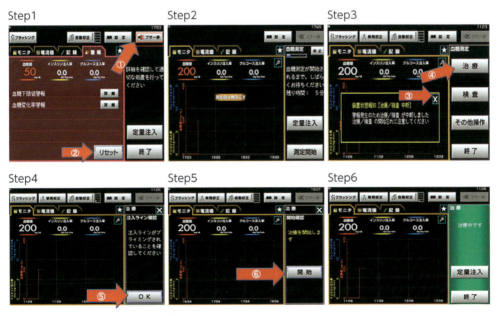

図4 警報発生時のリカバリー手順

す,⑥開始ボタンを押し治療が開始される.

※このとき,画面モニタ右側が「治療中です」と表示され緑色になっていることを必ず確認する(図4 Step6).

第Ⅶ章　人工膵臓の落とし穴

4. 治療再開の落とし穴

落とし穴の紹介

■ 事例

　患者は食道癌の手術が終わり，集中治療室に入室した．各種モニタや人工呼吸器の装着が終わり，末梢静脈に人工膵臓の採血ルートを接続した．血糖値の校正と治療設定を行い，中心静脈ルートにインスリン/グルコース液のルートを接続し，人工膵臓治療を開始した．数時間後，持続採血不良で血糖値測定ができなくなり，アラームとともに人工膵臓が停止した．看護師はアラームを停止後，採血ルートの固定を見直し，フラッシュを行うなどして持続採血が再開したことを確認した．治療再開ボタンを押して他の患者のケアに移動したが，人工膵臓は停止したままになっていた．

■ 事例の分析

　この事例は，人工膵臓が持続採血不良で血糖値が測定できなくなり，人工膵臓の治療再開ボタンを押したのに，人工膵臓は停止したままであったという事例である．採血不良の原因は様々であるが，血管壁にカテーテル先端が吸着してしまうことが要因の1つとして考えられている．その場合，まずカテーテルの位置調整や採血ルートのフラッシュなどで要因を除去し，持続採血と人工膵臓の血糖値測定を再開する必要がある．その後，定められた手順でボタンを押して治療を再開するが，図1に示す6つのステップを完了しなければ人工膵臓療法は再開されない．治療ボタンを押してOKというボタンを押すと治療が再開されるように思われがちであるが（Step 4の⑤矢印），もう1つ，治療開始ボタン（Step 5の⑥ボタン）を押さなければ人工膵臓療法は再開されない仕様となっている．このことを十分，周知しておく必要がある．人工膵臓が停止している間はインスリンの注入がないため，低血糖のリスクは低いと思われるが，高血糖状態が持続すると感染性合併症のリスクが高くなる．また，この事例はダブルチェックがなされていれば回避できたと思われる．人工膵臓に限らず，医療の現場では，「ヒトはミスをするもの」という前提に立って安全策を講じることが原則である．人工膵臓の開始や再開時には，装置が正しく稼働していることをダブルチェックすると安全性が高まる．

　今回紹介した事例のほかにも，治療再開の周辺には様々な「落とし穴」が存在する．例えば，採血不良を根本的に改善しようと採血ラインを取り直している間に，採血ラインを不潔にしてしまうということがある，この場合，治療の継続はできず回路の組み直しが必要になるため，清潔を保つように十分な注意が必要である．また，採血ラインの先端についている繊細なカテーテルが折れてしまうこともある．この場合も正確なモニタのためには，新しい回路を使用することが勧められる．また，人工膵臓では自動校正が定期的になされる．自動校正後は自動で治療が再開されるようになっているが，装置の異常と勘違いして中断してしまったという事象も経験したことがある．

　人工膵臓は血糖管理の要であり，速やかに復旧されることが望ましい．しかし多忙な集中治療室で，人工膵臓のメンテナンスに多大な時間をかけることは避けたい．このため，あらかじめこのような事態を想定して，対処法を明示しておくほうが良い．

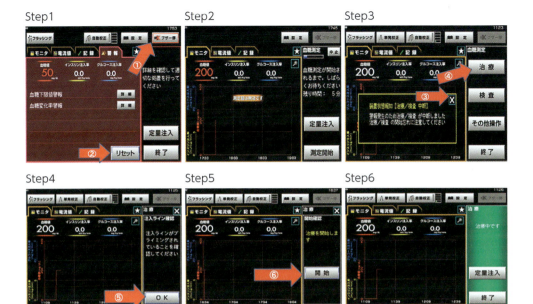

図 1　人工膵臓停止後，復旧までに必要なステップ
Step 1：①ブザー停止ボタン，②リセットボタンを押す．
Step 2：採血不良を改善し，血糖値を測定する．
Step 3：③ウインドウを閉じて，④治療ボタンを押す．
Step 4：注入ラインを確認し，OK ボタンを押す．
Step 5：治療開始ボタンを押す．
Step 6：治療が開始されたことを確認する（必須）．

落とし穴の回避法と対処法

- 人工膵臓の停止から復旧までのステップを一目で確認できるマニュアルを作成する（図 1）．
- マニュアルは医師，看護師，臨床工学技士で共有する．
- マニュアルは人工膵臓実機に付随させておく．
- 復旧できなかった場合は臨床工学技士に連絡する．
- 治療再開のときはダブルチェックを行う．

第Ⅶ章　人工膵臓の落とし穴

5.　血糖誤差の落とし穴

落とし穴の紹介

■ 事例

　内科疾患へのステロイド治療のため長期入院中の患者が消化管穿孔を発症し，汎発性腹膜炎として緊急手術を施行した．手術終了後，血圧はまだ不安定であり，昇圧薬を使用し，全身管理目的に挿管のまま，集中治療室に入室した．入室後も高血糖が改善しないため，血糖管理目的に人工膵臓療法を施行した．数時間後，インスリン投与で血糖値は徐々に安定に向かっていたが，血糖値の実測指示が出ていたため，看護師が血糖値を測定した．血糖測定のタイミングで動脈圧ラインが採血不良となっていたため，簡易検査法である穿刺法による毛細血管採血で血糖値を測定したところ，人工膵臓装置に表示されている血糖値と乖離しており，主治医に連絡した．動脈圧ライン再挿入後に動脈血採血で血糖値を確認したところ人工膵臓装置の血糖値と乖離は認めず，人工膵臓装置に表示されている血糖値に異常はなかった．

■ 事例の分析

　この事例では人工膵臓装置の血糖値と，毛細血管採血の血糖値を比較している．急性期などでは，浮腫，ショック状態，血管収縮薬の影響で，毛細血管採血は実際の血糖値と誤差があることが知られており，注意が必要である．急性期など急激な血糖変動時にも正確な血糖測定が可能な動脈血採血による血ガス分析の血糖値と人工膵臓装置の血糖値は良い相関を示し，血糖測定の精度が優れた装置である．

　一方で，近年では慢性期使用を前提としている携帯型人工膵臓装置の皮下持続血糖測定装置（CGM）を使用し，皮下間質液中のグルコース濃度を血糖管理に代用したとの報告もある．携帯型人工膵臓装置は小型で，日常生活を制限することなく長期間使用できるメリットがある．しかし，皮下血糖測定装置は急性期には血糖測定精度が低下することが知られている．表1にそれぞれの機器の特徴をまとめた．図1のように，それぞれ機器で血糖測定法に違いがある．血液中のグルコースは皮下間質液に移行拡散し，濃度変化が起こるため，その時間的誤差が生じてしまう．また，間質液中ではグルコース分布濃度にも差があると報告されている．皮下間質グルコース濃度を用いた血糖測定法は採血の血糖値と良い相関を示すが，8～15分の遅れを認め，血液中と間質液中のグルコース濃度

表1　携帯型人工膵臓装置とベッドサイド型人工膵臓装置の特徴

	携帯型人工膵臓装置	ベッドサイド型人工膵臓装置
血糖測定法	皮下組織液	静脈血持続採血
測定部位	皮下穿刺による電極留置（22 G～27 G）	皮静脈ルート（18 G or 20 G）
インスリン注入部位	皮下注（自動）	経静脈（自動）
グルコース注入部位	なし，手動対応	経静脈（自動）
インスリン注入アルゴリズム	比例・微分制御，比例・微分・積分制御モデル予測制御など	比例・微分制御
適応期間	6日以上	3日間上限
対象	外来，慢性期	入院，急性期

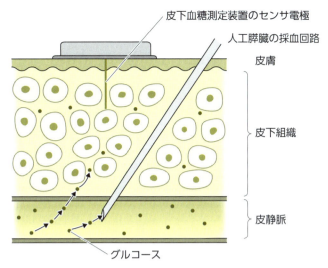

図1　皮下血糖測定装置と人工膵臓の血糖測定法のイメージ図

は20〜110%の誤差があるとの報告もある．周術期など急性期の血糖測定においては急激な血糖変化の影響で，CGMとベッドサイド型人工膵臓装置で得られた血糖値の相関は低く，血糖値測定方法の違いや，急性期患者における間質液中のグルコース濃度の特性が原因と考えられているため，注意が必要である．

落とし穴の回避法と対処法

✔ 血糖測定の機器，採血法は多岐にわたるため，それぞれの機器の特徴を理解しておく必要がある．
✔ 急性期患者の正確な血糖値測定に，動脈または静脈からの採血を確認する必要がある．

第Ⅶ章　人工膵臓の落とし穴

6. 人工膵臓稼働中の急激な血糖変動

落とし穴の紹介

■ 事例

　肝切除術後の高血糖はよく知られている現象である．糖尿病を基礎疾患に有している場合，肝切除術の術後血糖管理に難渋することが予想され，人工膵臓を用いる良い適応と言えよう．そのような臨床場面で，初めて人工臓器を導入した事例を紹介する．

　肝右葉前区域に存在する転移性肝癌に対する開腹下肝部分切除が予定された．手術は順調に進行し，肝十二指腸間膜の阻血（Pringle 法）を併用した肝切除術が始まった．阻血時間は 15 分，再灌流は 5 分のサイクルで肝切除が行われた．それまでは緩やかに上昇していた血糖値が急激かつ階段状に上昇し，ついには血糖値が 200 mg/dL に到達した（図 1）．人工膵臓は正常に作動しているようだ．インスリンが正しく注入されているのか，インスリンバッグは正しく調整されているのか，そもそも血糖値が正しく測定されているのかが心配になり，担当の麻酔科医は肝臓外科医と臨床工学士に相談した．

　臨床工学士は血糖値を血液ガスによって測定することを提案した．その時点における測定結果は，人工膵臓 150 mg/dL，血液ガスでは 180 mg/dL であった．ますます混乱したため，人工膵臓療法を中断することにした．

■ 事例の分析

　肝臓には大量のグリコーゲンが貯蔵されている．阻血（低酸素状態）になった肝細胞の中では，（おそらく細胞の生命活動を維持するために）グリコーゲンが分解され，その一部がグルコースになると考えられている．およそ 15 分間の阻血時に肝細胞およびその周囲の血管内に蓄積したグルコースが，再灌流によって一斉に体循環に入るものと考えられる[1]．このような血糖値の上昇は，グルコースの急速静脈内投与と同じような状態であり，人工膵臓のパワフルなインスリン注入をもってしても目標血糖値の範囲内に収めることは難しい．

　同様に，心臓血管領域でも再灌流によって急激な高血糖が生じることが報告されており[2]，インスリン放出量の低下，血糖上昇を引き起こすホルモンの上昇，細胞内の糖代謝の異常なども高血糖の原因とされている．

　このような急激な変化が起こっている際に，血液ガスなどによる血糖値測定と，同じ時間の人工膵臓の血糖値を比べると，下記に示すような理由で見かけ上，血糖値の差が大きくなるため，装置の不具合があると間違ってしまう．

落とし穴の回避法と対処法

✓肝臓が阻血されるような術式や心臓血管領域での手術では，再灌流と同時に急激な高血糖になることを事前に情報共有しておくことで，人工膵臓を管理している医師の心理的な負担が軽減する．

✓肝臓の阻血再灌流に伴う急激な血糖値変化によって人工膵臓のアラームが鳴ることはないため，かえって不安になる．誤作動などの心配があるときには，血液ガス分析などを用いて適宜，血糖値の

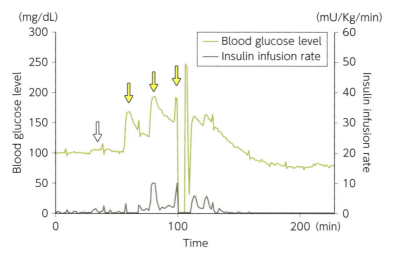

図1 Pringle法を用いた肝切除例
Pringle法を用いた肝切除例における血糖値の変動を抜粋した。左軸は血糖値（Blood glucose level），右軸はインスリン注入速度（Insulin infusion rate）を示す．グルコースの注入は示された時間内にはごくわずかしかなかったので省略した．肝十二指腸間膜の阻血再灌流後に現れる急激な血糖値の上昇を黄矢印で示した．Pringle法を行う15分程度前に血糖値の変動を認めているが（白矢印），肝臓の脱転に伴う部分的な肝阻血と開放があったことが考えられる．3回の阻血後に血糖値の異常な変化が表れているが，この時間には人工膵臓の調整が行われた．本症例では目標血糖値を80〜100 mg/dLに設定されているが，このような急激な血糖値変動は人工膵臓をもってしても抑えることはできない．
[高知大学外科 宗景匡哉先生より提供]

確認を行い，測定された血糖値の差がないかを確認する必要がある．

- 上記の確認を行う際に考慮しておく点がある．人工膵臓による血糖値測定は，回路内の血液が測定膜（グルコースセンサ）に到達することで行われる．このため，実際の阻血再灌流と血糖値の変化までには，数分程度の時間差がある．このため，阻血再灌流など激しく血糖値が変動している最中に他の方法で血糖値を測定し，人工膵臓の値と比べてしまうと，誤差が大きいと見誤ることがある．

- 最後の阻血再灌流が終わると，手術終了に向けて徐々に血糖値がコントロールされる（低下していく）．注意深い観察は必要であるが，経験上ほとんどの場合，人工膵臓と内因性のインスリン分泌により良好な術後血糖コントロールが可能である．

文献

1) Maeda H, et al : Hyperglycemia during hepatic resection : continuous monitoring of blood glucose concentration. Am J Surg 199 : 8-13, 2010
2) Kawahito K, et al : Spike in glucose levels after reperfusion during aortic surgery : assessment by continuous blood glucose monitoring using artificial endocrine pancreas. Gen Thorac Cardiovasc Surg 66 : 150-154, 2018

索 引

欧文

ABCDE アプローチ　161
ACT の延長不足　17
AN69ST 膜　178
AtriClip　100
central cannulation　36
ECMO　63, 65, 67, 71, 81
ECPELLA　149
ECPR（extracorporeal cardio-pulmonary resuscitation）　78
HeartMateⅡ　132
HVAD　132
　——，交換　114
Impella　59, 110, 120
LVAD 離脱　108
MICS　114
MitraClip　100
North-South syndrome　75
O-ring　114
PEEP 弁　164
PI イベント　135
PMX-DHP カラム　178
P-SILI：patient self-inflicted lung injury　152
Short To Shield　133
Side graft cannulation　35
SpO$_2$ 低下　160
ST 変化　92
SVC 狭窄　113
Ungrounded Cable　134
V-A ECMO　59

和文

あ
アウトフローグラフト　90, 91, 94, 96
　——，外的圧迫　94
　——狭窄　94
　——，屈曲　91
　——長　90
　——，ねじれ　96
圧センサ　71
圧調整　32
圧閉度調整　15
アルガトロバン　64
安全弁　27, 40, 42

い・う
いが状赤血球　17
胃穿孔　126
陰圧　27
陰圧吸引補助脱血（VAVD）　22, 24, 25, 26
インスリン注入率　188
インフローカフ　88
右心不全　90, 102

え
エアトラップ　38
エアブロック　38
腋窩動脈送血　35
遠心ポンプ　13
エンドトキシン吸着　178

か
開胸　2
ガイドワイヤ　69
回路凝固　174
回路交換　53
回路内圧　46, 57
回路内温度　11
回路閉塞　67
加温加湿　156, 162
下行大動脈　116
下肢虚血　37
加湿不足　158
過充電　51
カニューレ脱落　36
カニューレ内逆流　121
過放電　51
患者の移動　73, 74
患者本位　145
肝切除術　196

冠動脈血流不全　92

き
気道内圧　154, 164
逆行性心筋保護法（RCP）　32
逆行性送血　37
凝血　7, 55
凝固障害　55
供給電圧　10

く
空気吸引　49, 89, 113
空気誤送　40, 42
屈曲　46

け
ケアギバー　145
携帯型人工膵臓装置　194
血圧低下　180
血液回路　9
血液ガス評価　76
血液透析　172
血液粘弾性検査（TEG）　55
血液ポンプ停止　143
血管造影　96
血漿吸着　180
血小板の一次凝集　17
血漿漏出　94
血栓　67, 82, 104, 110, 149
血糖下限値警報　190
血糖値変化　190

こ
抗凝固薬　3
抗凝固療法　141
高血糖　196
膠質浸透圧（COP）　182
誤混入　30
後負荷の上昇　116
コントローラ　128
コンパートメント症候群　35

さ
サーキットチェック　57
サーキット誘発性 SIRS　53
採血不良　190

199

採血ライン　192
再手術　103
サイドクランプ　92
左室減圧　60
左心耳　112
サッキング　89
酸素ガス使用可能時間　48
酸素ガスボンベの残量　47

■し
時間的誤差　194
持続的血液浄化　178
自動校正後　192
自発呼吸　152
瀉血　6
充填液バッグ　65
出血　2
手動装置　52
上下逆　8
使用前点検　186
情報共有　76
静脈血貯血槽　20
食事指導　141
心筋保護液　28
心筋保護液回路　28, 29
人工呼吸器　162
人工呼吸器関連事象（VAE）
　　152
人工呼吸器関連肺炎（VAP）
　　152
人工呼吸惹起性肺損傷（VILI,
　VALI）　152
人工膵臓設定　188
人工心肺緊急停止　38
人工心肺離脱　102
人工膵臓療法再開　192
人工肺　25
人工肺凝固　61
人工肺設置　49
人工鼻　158, 162
新鮮凍結血漿（FFP）　61, 172
心尖部送血　36
心内血貯血槽　20, 21

■す
水位アラーム　12
水回路カプラー　12
吹送ガスの圧力　48
スイベルジョイント　96

■そ
送液テスト　11
送血回路の色　18
送血グラフトの長さ　116
送血不良　33, 34
相対湿度100％　156
装置準備　186
阻血再灌流　196

■た
体位変換　74
退院プログラム　147
体外式 VAD　124
大腿動脈送血　37
大動脈遮断　34
脱血回路　70
脱血管　78
単純血漿交換（PE）　182

■ち
チェックリスト　16, 77
チューブ鉗子　31
貯血槽　22
貯血槽レベル　20

■て
低体温療法（TTM）　81
低流量アラーム　46
デカップリング　44
ΔP（P2-P3）の開大　61
電源消失　132

■と
頭蓋内出血　139
動脈への誤留置　170
ドライブユニット　44
ドライブライン　98, 137
　――，損傷　133
トラブルシューティング　52
トレンド波形　135
トンネリング　98

■な・に・ね・の
内圧計　72
二重濾過血漿交換（DFPP）　174,
　182
熱交換器　81
脳出血　139
脳送血回路　29

■は・ひ
白色血栓　174
バスキュラーアクセス　168, 170
バッグバルブマスク　164
ハプトグロビン製剤　82
ハンドクランク　58
引っ張りによる接続外れ　18
ヒューマンエラー　32

■ふ
フィルター　8, 21
腹腔内出血　118
腹膜　98
不整脈　135
プラグ　108
ブラックアウト　13
プロタミン　4, 6, 7

■へ
閉塞　46, 186
ベッドサイド型人工膵臓装置
　　194
ヘパリン　3, 4
ヘパリン起因性血小板減少症
　（HIT）　63
ベントテスト　40

■ほ
飽和水蒸気量　156
ポンプカテーテル　130
ポンプ交換　106
ポンプポケット　84
ボンベ内圧　77

■ま・み
膜間圧力差（TMP）　176
丸形引掛け形プラグ　10
水漏れ　12

■め・も
目詰まり　21

200

免疫吸着療法　180, 184
目標血糖値　188
モニタリング　33, 34

■ ゆ・よ
輸血　172
遊離ヘモグロビン　82
陽圧防止弁　24

■ ら・り
落差　31

卵円孔　78
リーク　158
リチウムイオン電池　51
リバース　4
留置位置不良　130
流量規定因子　72
流量計　73
臨床工学技士　76

■ る・れ・ろ
ルートベント　27
ループグラフト　168
冷温水槽水回路　11
冷温水槽装置　10
ローラーポンプ　15
ロック　45

人工臓器治療の落とし穴

2024年11月25日　発行	監修者　日本人工臓器学会編集委員会
	編集者　德永滋彦，百瀬直樹，宮川　繁
	発行者　小立健太
	発行所　株式会社 南 江 堂
	〠113-8410　東京都文京区本郷三丁目42番6号
	☎（出版）03-3811-7198　（営業）03-3811-7239
	ホームページ https://www.nankodo.co.jp/
	印刷・製本 真興社
	装丁 葛巻知世（Amazing Cloud Inc.）

Pitfalls in Artificial Organ Treatment
©Japanese Society for Artificial Organs, 2024

定価は表紙に表示してあります.　　　　　　　　　　　　Printed and Bound in Japan
落丁・乱丁の場合はお取り替えいたします.　　　　　　　ISBN978-4-524-20457-1
ご意見・お問い合わせはホームページまでお寄せください.

本書の無断複製を禁じます.

JCOPY 〈出版者著作権管理機構 委託出版物〉
本書の無断複製は，著作権法上での例外を除き禁じられています. 複製される場合は，そのつど事前に，
出版者著作権管理機構（TEL 03-5244-5088，FAX 03-5244-5089，e-mail: info@jcopy.or.jp）の許諾
を得てください.

本書の複製（複写，スキャン，デジタルデータ化等）を無許諾で行う行為は，著作権法上での限られた例外
（「私的使用のための複製」等）を除き禁じられています. 大学，病院，企業等の内部において，業務上
使用する目的で上記の行為を行うことは私的使用には該当せず違法です. また私的使用であっても，代行
業者等の第三者に依頼して上記の行為を行うことは違法です.